neue
wunder
der dr. med. ulrich strunz
heilung

W0053510

Impressum

Originalausgabe
© 2019 by Wilhelm Heyne Verlag, München
in der Verlagsgruppe Random House, Neumarkter Str. 28, 81673 München
www.heyne.de

Redaktion: Christian Wolf, Ernst Dahlke
Bildredaktion: Tanja Zielezniak
Coverdesign: Eisele Grafik-Design, München
Layout/Satz: Buch-Werkstatt GmbH, Bad Aibling/Kim Winzen
Gesamtherstellung: Print Consult, München

Printed in the Czech Republic

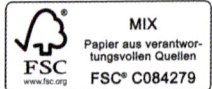

Verlagsgruppe Random House FSC®-N001967

ISBN: 978-3-453-60506-0

Dank

Mein besonderer Dank gilt Anne Jacoby und Dr. Kristina Jacoby für ihre großartige Unterstützung.

Haftungsausschluss

Die Ratschläge in diesem Buch sind sorgfältig erwogen und geprüft. Sie bieten jedoch keinen Ersatz für kompetenten medizinischen Rat. Alle Angaben in diesem Buch erfolgen daher ohne jegliche Gewährleistung oder Garantie seitens des Autors und des Verlages. Eine Haftung des Autors bzw. des Verlages und seiner Beauftragten für Personen-, Sach- und Vermögensschäden ist ausgeschlossen.

Bildnachweis

Gettyimages, München: Cover (hdere);
Istockphoto iStockphoto: 10 (Lammeyer), 38 (Peopleimages), 181 (shapecharge), 186 (Hapecharge);
Privat: 193

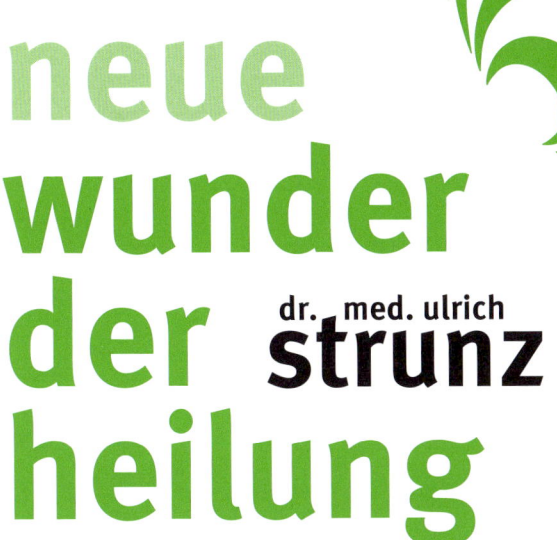

neue wunder der heilung

dr. med. ulrich **strunz**

**Krebs, Rheuma, Migräne, Asthma ...
Patienten berichten, wie sie schwere
Krankheiten besiegt haben**

57 Heilungsgeschichten und ihre Hintergründe

Inhalt

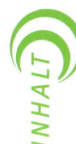

6

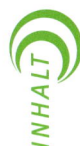

Vorwort
Sie sind wundervoll!

Geht es Ihnen auch so – manchmal sind es wenige Worte, die einen tief bewegen. Wie dieser Brief, der kürzlich auf meiner Webseite erschien:

»Lieber Dr. Strunz,
sie verändern Leben. Es ist unglaublich, hätte ich es nicht am eigenen Leib erfahren. Diese ständige Müdigkeit, Abgeschlagenheit, häufige Infekte (chronische Sinusitis) und Stimmungsschwankungen – unerträglich (fragen Sie mal meinen Mann). Ich schob es auf die alltägliche Belastung durch Beruf und Familie mit 3 Kids. Als dann noch die Diagnose vaskuläres Ehlers-Danlos-Syndrom kam, war ich wie in Trance, zerfloss in Selbstmitleid.
Aber nicht lange danach begann ich zu lesen. Ihre Bücher. Ihre News. Die Vitaminstudien. Zuerst habe ich angefangen, TÄGLICH zu laufen. Vom Gelegenheitsjogger zum Laufjunkie. Was für ein Unterschied. Der Flow ist unbeschreiblich. Yoga kam dazu, welch ein Genuss. Zucker weg, Kohlenhydrate reduziert. Eat rare and raw. Durch Eiweißshakes, NEMs und intermittierendes Fasten (+ Basenpulver, es hilft in der Tat) hat sich mein Bauchumfang um 4 cm und mein Gewicht um 4 Kilo reduziert. Und ich fühle mich gar nicht mehr schlapp. Ganz im Gegenteil konnte ich meine Laufzeit steigern. Bin ausgeglichen, fröhlich, belastbar. KONZENTRIERT und WACH. Epigenetik ist der Schlüssel. Sie haben es gesagt, von Anfang an. Und wie recht Sie haben – in allem. Und wissen Sie was? Vielleicht lebe ich durch den Gendefekt nicht ganz so lange wie mein Nachbar. Aber hier geht es nicht um Quantität, sondern um Lebens-QUALITÄT. Und die haben Sie mir zurückgegeben. Danke und Küsschen, e.«

Liebe e., danke für diesen schönen Brief, vor allem für »Sie verändern Leben« (mein Ziel!) und das Küsschen. Seitdem ich vor fünf Jahren *Wunder der Heilung* veröffentlichte, erreichten mich immer wieder solche Briefe, in denen Sie von neuen Wundern berichten. Wobei wir uns einig sind: Wunder im Wortessinne sind es nicht – aus Ihren Geschichten spricht die klare Logik der Epigenetik: Regelmäßig bewegen, immer wieder ruhig werden, das Richtige essen. Und dann springt das an, was in jedem Körper von Natur aus angelegt ist: die Kraft der Selbstheilung. Und schließlich … Lebensfreude!

Manche Ihrer Briefe sind ganz kurz, kommen per Mail: »Krebs besiegt. Danke!« Manche kommen per Post, seitenlang, geschrieben per Hand, mit Fotos vom Gipfelkreuz. »Keiner hat's für möglich gehalten, hab's trotzdem geschafft, Beweis anbei und schöne Grüße.« Ganz ehrlich? Das geht mir unter die Haut.

Sie machen mir mit Ihren Heilungsgeschichten Hoffnung. Hoffnung, dass sich die Idee *Frohmedizin* herumspricht. Eine Idee mit nur drei Elementen: richtige Ernährung, tägliche Bewegung, entspanntes Denken. Die unzählige Heilungsprozesse anstößt.

Für dieses Buch habe ich aus Hunderten von Briefen 57 ausgewählt, quer durch die häufigsten Krankheiten und hoffentlich eine Inspiration für Sie, liebe Leserin und lieber Leser. Es sind Briefe, die zeigen: Medizin kann etwas ganz anderes sein als »Der Nächste, bitte«. Etwas Wunderbares. Und, liebe Autorinnen und Autoren der Briefe: Sie machen mit Ihren Heilungsgeschichten Tausenden von Lesern Hoffnung. Den wichtigsten Teil dieses Buches haben also Sie geschrieben. Ich bin Ihnen unendlich dankbar.

Mit lebensfrohen Grüßen, Ihr

9

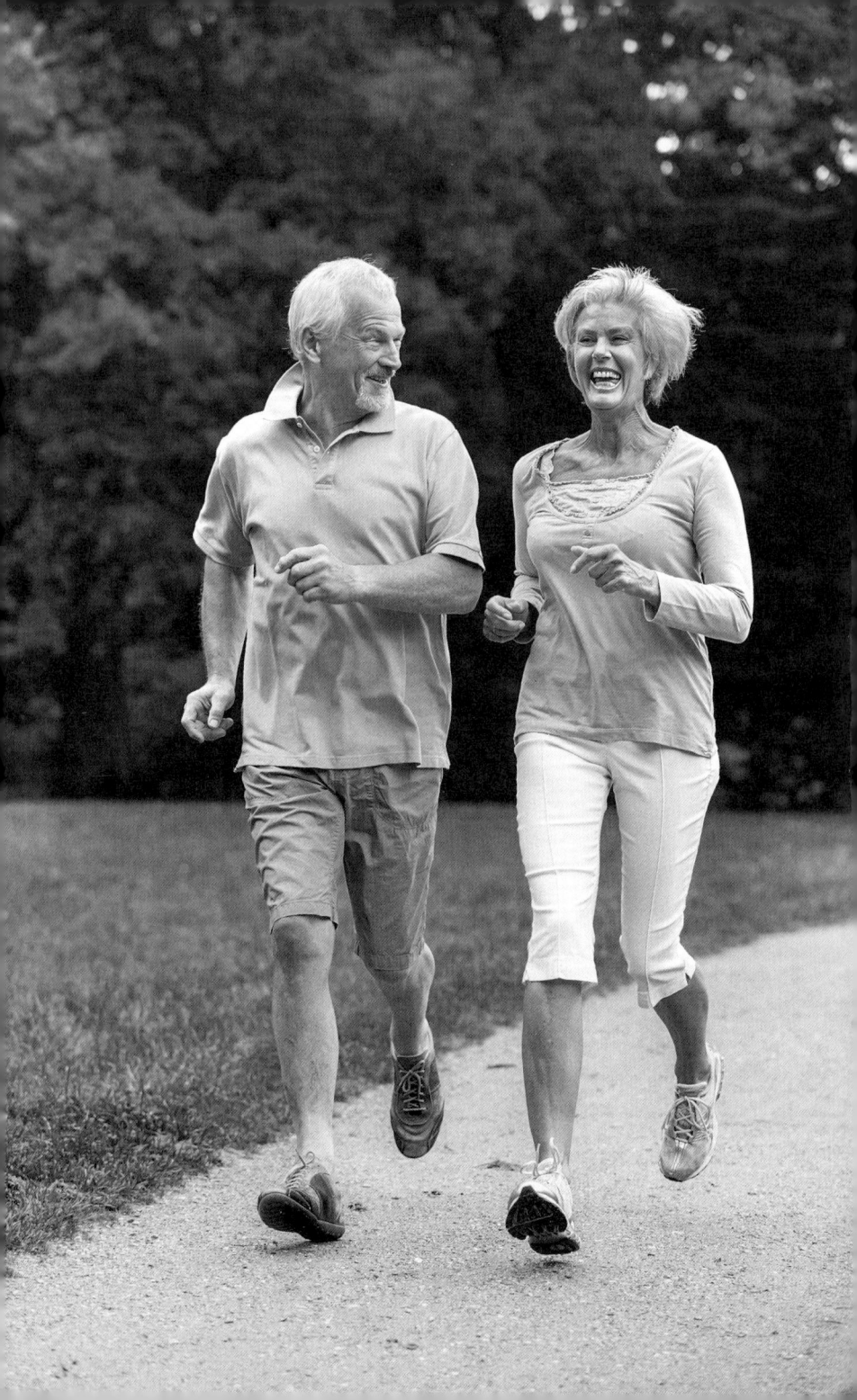

Warum Wunder logisch sind

Immer wieder berichten Sie von Wundern der Heilung: Sie laufen Ihrer Arthritis davon, werden Ihren Hashimoto los und überqueren die Alpen nach einem Herzinfarkt. Was Sie antreibt, ist Ihre starke Haltung: Sie hoffen, Sie handeln, Sie gewinnen. Was Ihre Heilung möglich macht, ist Molekularmedizin: 47 Vitalstoffe, Bewegung und, fast noch wichtiger: regelmäßig ruhig werden. Den entscheidenden Unterschied aber erleben diejenigen, die den Hebel gezielt ansetzen: Blutwerte messen, Lücken füllen. Dann ist Heilung kein Wunder mehr, sondern eine logische Reaktion Ihres Körpers.

Heilung ist kein Wunder

Sie kennen das Spiel: Ader verengt, Stent. Fünf Jahre später präzise hinter dem Stent ein Verschluss, Herzinfarkt. Ein Patient nannte das kürzlich »Herzinfarkt durch Stent«. Nach Infarkt Operation. Vier Bypässe. Könnte man annehmen: Das war's dann wohl.

Pustekuchen: Der junge Mann hat sich durchgekämpft. Frohmedizinisch. Und drei Jahre später mit dem Radl die Alpen überquert. Nix Ostsee mit Rückenwind, nein: Alpen. Da gibt es Pässe, kann ich Ihnen sagen, was habe ich dort schon gelitten … und der schafft das nach Infarkt. Da wird's interessant.

Sie machen sich Ihr Wunder selbst

Wie schafft man das? Ganz sicherlich mit Disziplin und eisernem Willen. Einverstanden. Ganz sicherlich mit Training. Einverstanden. Nur: Nach Infarkt? Ist das dann noch möglich? Diese Frage führt uns zur ersten Heilungsgeschichte:

1. Alpenüberquerung mit Stent

»Alle drei Medikamente – Betablocker, Statine, ASS – landeten schon im Krankenhaus im Müll. Nur sehr wenige Ärzte hatten dafür Verständnis. Bei Nahrungsergänzung zog ich natürlich das Vollprogramm durch, hoch dosiert. Jeden Morgen eine ganze Tasse voll schlucken … grässlich!!

Mein Vertrauen war dank Ihrer Bücher, Ihrer News riesig. Dazu meine Hausärztin: ›Ich denke, Sie machen vieles richtig.‹ Gewissheit war natürlich nicht gegeben, zumal der genetische Faktor (Lipoprotein a erhöht) und das LDL-Cholesterin – trotz Laufens, trotz Low Carb – mir Sorgen bereitete.

Also entschloss ich mich zur Herzdiagnostik. Anschließend Gespräch mit dem Chefarzt. Nachdem ich diesem Arzt erzählt hatte, dass ich nur ASS nehme (stimmte natürlich nicht, aber die Erläuterungen mit Omega 3 etc. waren mir zu mühsam), sagt er: ›Sie geben ja acht auf sich, aber wir müssen über Ihre Fettwerte reden.‹ Tatsächlich lag mein LDL bei erschreckenden 200 mg/dl. Also Statine? Ich sofort: ›Das Sauzeug nehme ich nicht!‹ Mein HDL von guten 90 mg/dl war offenbar nicht von Interesse. Wir einigten uns auf ein MRT.

Heute erhielt ich vom Professor persönlich einen Rückruf, und er erläuterte mir das Ergebnis. Mehrfach gratulierte er mir zum aktuellen Zustand, natürlich unter Berücksichtigung, dass das Herz durch den Infarkt Schäden erlitten hatte. Auch im sportlichen Bereich gebe es keine Einschränkungen.

LDL war auf einmal kein Thema mehr, auch nicht, nachdem ich ihn darauf angesprochen hatte, dass Lipoprotein a nicht gemessen worden war, ebenso wenig Homocystein. Alles uninteressant. Er war nur ›voll des Lobes‹. Und ich habe gelernt, dass sich die tägliche Einnahme dieser grässlichen NEM-Pillen tatsächlich lohnt. Glauben ist das eine, Wissen aber das Entscheidende.«

Wenn das keine Geschichte ist. Vom Stent über den vierfachen Bypass bis zur Alpenüberquerung. Was mich beeindruckt, ist, was Sie wissen.

Beispiel Homocystein: Sie wissen, was Homocystein an den Zellwänden der Blutgefäße anrichtet. Dass es dieses Homocystein ist, das die Wände kaputt macht, das damit den Weg freimacht für Anlagerungen aus Cholesterin und Kalzium, also Arteriosklerose. Sie wissen, dass Sie das wegbekommen mit Vitaminen und Mineralstoffen – Zink, Folsäure, Vitamine B_2, B_6, B_{12}, Magnesium –, kurz: mit einem Stoffwechselbooster.

Sie wissen, dass der »Cholesterinsenker« *Statin* das Lipoprotein a, das schlimmste Verstopfungsmolekül der Blutgefäße und deshalb der gefährlichste Risikofaktor, überhaupt nicht tangiert. Es gar nicht absenken *kann*. Es also andere Wege zur Heilung gibt. Bessere Wege.

Sie wissen. Sie handeln. Sie heilen. Oft nicht nur sich selbst, sondern gleich auch noch die eigenen Kinder, Freunde, den Partner. Dazu gleich mehr im nächsten Brief, der so lang war, dass ich Ihnen hier wenige Ausschnitte zusammenstelle.

2. Ausgeschmuggelt

»Die Einstellung, zu kämpfen gegen die Widrigkeiten des Lebens«, schreibt mir eine Dame aus dem Ausland, 15 Flugstunden entfernt, die habe sie sich schon als Kind beim Judo antrainiert. Und die finde sie nun wieder in den täglichen News. »Die News«, schreibt sie, »vermitteln eine Lebenseinstellung, die zur Eigenverantwortung und Kampfgeist führen«. Freut mich. Freut mich ungemein. Genau das ist ja der Hintergrund: Nehmen Sie Ihr Leben doch bitte selbst in die Hand. Packen Sie zu! Die Kraft, das Durchhaltevermögen kommt oft ja erst mit der Tat. Also danach. Damit rechnen wir in der Regel nicht.

Sie hat wirklich gekämpft: Genau zum Eintritt des Rentenalters war der Ehemann an Krebs erkrankt. Vier Stunden Operation. Anschließend Reha. Ineffektiv und deprimierend. Da ging die Ex-Judoka in Kampfstellung, besorgte Flugtickets. Sie hätte ihren Mann aus der Klinik »ausgeschmuggelt«, schreibt sie, und sei 15 Stunden hierhergeflogen zur Blutanalyse. Jetzt spielt der vormalige Krebspatient Fußball, macht täglich Kraftübungen, schwimmt und läuft viel. Fühle sich »kräftig und lebensfroh«.

Wieder einmal Ziel erreicht. Wieder einmal eine »Wunderheilung«, die eigentlich keine ist. Dahinter steckt Logik – das Anspringen der Selbstheilungskräfte nach Bluttuning –, und dahinter steckt eine *Lebenseinstellung*. Eine im Grunde ganz alte Erkenntnis:

»Gesundheit ist weniger ein Zustand als eine Haltung. Und sie gedeiht mit der Freude am Leben.«

. . . . THOMAS VON AQUIN . . .

Eine Erkenntnis, die jüngst neu formuliert wurde: »Unsere Gedanken spiegeln die Realität nicht einfach wider, sie formen diese Realität vielmehr maßgeblich selbst.« Diese Worte waren harter Tobak für die Teilnehmer des *World Economic Forums* in Davos 2018. Sie stammten von Alia Crum, Chefin des *Mind & Body Lab* an der Stanford University. Sie hatte viele Studien im Gepäck.

Und alle zeigten, dass die Lebenseinstellung den Alltag beeinflusst: Wer sich für einen schlechten Schläfer hält, schläft schlecht. Wer sich für unsportlich hält, ist weniger fit. Wer seinen Stress als dramatisch einstuft, ist dann auch im Alltag gestresster.[1]

Funktioniert auch umgekehrt: Mit einer positiven Lebenseinstellung lebt man länger, leidet seltener an Erkältungskrankheiten, an Depressionen oder Herz-Kreislauf-Erkrankungen und erlebt weniger Stress.[2] Die Lebenseinstellung wirkt auf die Genaktivität, auf Moleküle, Zellen und Organe. Andersherum wirken Moleküle sowie der Zustand der Zellen und Organe auf unsere Lebenseinstellung.[3] Konkret: Nährstoffmangel schickt die Stimmung in den Keller.

Und damit sind wir bei der nächsten Heilungsgeschichte: »Kein anderer Arzt wagt so eine Aussage.« So die Patientin. Welche Aussage? Nun, eigentlich etwas ganz Simples.

3. Depression ist heilbar

. . . .

»Ich danke Ihnen von ganzem Herzen für Ihre Worte, die ganz einfach und klar waren: ›Natürlich ist es möglich, diese Krankheit ohne Medikamente allein mit Sport, NEMs und gesunder Ernährung in den Griff zu bekommen.‹ Ich war bei Ihnen wegen Depressionen und einer bipolaren Störung.«

Bipolar. Also schwere Depression, die abwechselt mit manischen Phasen. Wie behandelt man das? Mit Tabletten. Mit starken Psychopharmaka. Etablierte Therapie. Nur wollte diese Patientin ihre Tabletten nicht mehr schlucken. Weshalb? Weil wirkungslos! Also schlug sie einen anderen Weg ein:

> »Ich setze Ihre Vorschläge um, vor allem aber lese ich täglich Ihre News. Fantastisch. Ich bin nämlich gerade in Klagenfurt beim Ironman Austria und genieße das Anschauen der tollen Athleten, wie so oft von Ihnen beschrieben. Mir geht es inzwischen viel besser, keine Depression derzeit, habe mit Triathlon angefangen und am Donnerstag hier meinen ersten Mini-Triathlon bestritten. Bin megastolz auf meine Zeit, denn vor einem halben Jahr dachte ich noch, mein Rennrad aufgrund Depressionen verkaufen zu müssen … Ich dachte, ich könne nie wieder Rad fahren!«

Offenbar eine tüchtige, energische junge Frau. Die das Wort Selbstverantwortung versteht und lebt. Und der ich versprochen habe, sie ohne Tabletten zu heilen. Und dann dieser mich so bewegende Satz:

> »›Natürlich ist es möglich, diese Krankheit ohne Medikamente allein mit Sport, NEMs und gesunder Ernährung in den Griff zu bekommen‹: Kein anderer Arzt wagt so eine Aussage. Grund genug für mich, allen zu beweisen, dass es doch gehen wird! Danke für Ihre Motivation!«

Kommt vor: Eine Heilung durch Worte. Nur stellen Sie sich das in der Regel alles viel zu einfach vor. »Wort« hat hier eine ganz tiefe Bedeutung. Dahinter steht eine ganze Welt. Sie erinnern sich vielleicht an den chronisch verstopften Patienten aus meiner News vom 4.2.2016:

»Kurioserweise haben mir damals Ihre Worte mehr geholfen als Ihr Einnahmeplan. Obwohl mir ja die einfache Lösung gegen Verstopfung (mehr Magnesium) schon lange bekannt war, ist doch buchstäblich keine zwölf Stunden nach dem Praxisbesuch mein dreimonatiges Leiden ohne einen einzigen zusätzlichen Löffel Magnesiumcitrat verschwunden.«

Ich habe nichts weiter getan als erklärt. Mit Worten. Ihm erzählt, dass Magnesium in beliebiger Dosis (selbst ausprobieren) jeden Stuhlgang verflüssigen wird. Weshalb »das Wort« geholfen hat? Weil dahinter Wissen steht. Tiefes Wissen. Ich bin felsenfest überzeugt von der Wirkung des Magnesiums, weil ich der Wirkung in intensiver Forschungsarbeit selbst auf den Grund gegangen bin. Und weil ich die Wirkung an mir selbst getestet, sie also selbst erlebt habe. Aus diesem tiefen, diesem evidenzbasierten Wissen wächst die Überzeugungskraft der Worte.

1973 war ich spezialisiert darauf, Darmstücke zwischen zwei Fäden zu spannen und mit Dutzenden von Substanzen zu beträufeln. Und da habe ich gelernt, was all die verschiedenen Substanzen an der Darmmuskulatur bewirken – unter anderem Magnesium. Eine kleine, feine Versuchsapparatur, die mich tief hineinblicken ließ in das Geheimnis der Muskelzelle.

Wer – und das bin ich – davon überzeugt ist, dass der Körper ursprünglich und eigentlich gesund ist, der schlägt einen anderen Weg zur Heilung ein als die Schulmedizin. Wie die Autorin dieser Mail live vom Ironman-Wettkampf in Klagenfurt berichtet. Hier wird nicht passiv gewartet auf das Wunder. Hier wird gehofft, gehandelt und gewonnen.

Wie das geht? Wichtigste Einsicht: Es geht. Bei jedem von Ihnen. Wie genau das geht, darum kümmern wir uns jetzt.

17

Hoffen, handeln und gewinnen

Depression, Herzinfarkt, Krebs, multiple Sklerose, ein Unfall. So etwas kann jedem passieren, ganz plötzlich. Und ungerechterweise kann das auch denen passieren, die in den vergangenen 20, 30 oder 40 Jahren alles richtig gemacht haben: richtig gegessen, trainiert, entspannt. Krankheit kommt, weil sie eben kommt. Verletzlichkeit ist Teil der menschlichen Disposition. Wir können starke, sehr starke Mauern dagegen errichten – und trotzdem fliegt manch einer aus der Kurve.

Erste Frage: Warum? Die Antwort ist abhängig von der grundsätzlichen Lebenseinstellung. Der Erste hält sein Schicksal für vorbestimmt, der Zweite gibt sich selbst die Schuld und vermutet vielleicht einen Rüffel »von oben«. Der Dritte sieht in jedem Rückschlag eine Chance, der Vierte findet Rückschläge einfach nur absurd. Keine Haltung ist richtig, keine ist falsch – Haltungen können sehr verschieden sein.

Zweite Frage: Und jetzt? Niemand, der beim Radtraining über die Leitplanke segelt, dem beim Morgenlauf der Blinddarm durchbricht oder der im Supermarkt von einem Herzinfarkt erwischt wird, war darauf vorbereitet. Der Abwärtsstrudel ist deshalb für alle erst mal offen: Man fühlt sich im Stich gelassen vom Körper, man fühlt sich seelisch durchgerüttelt, vielleicht sogar machtlos ausgeliefert. Auf dem OP-Tisch sind Sie das ja auch im Wortessinne …

Dritte Frage: Was macht das mit Ihnen? Die meisten von Ihnen biegen jetzt in einen von zwei Wegen ein. Krankheit abwehren. Dazu gleich mehr. Oder: mit der Krankheit klarkommen. Und zwar unabhängig von der Lebenseinstellung. So folgert der Erste: »Ich bete«, der Zweite: »Ich ändere mein Leben«, der Dritte: »Ich nutze meine Chance« und der Vierte: »Ich trotze der Absurdität und lebe.«

Ergebnis: Energie. Mut. Kampfgeist. Uns Menschen, ja, auch Ihnen, wächst ein erstaunliches Maß an Kraft zu, wenn's darauf ankommt. Sie lassen mich jeden Tag staunen.

Hoffen – und Probleme pulverisieren

Nur: Warum dann die Abwehr? Warum gibt es so viele, die in ihrem Alltag schon nichts für ihre Gesundheit tun und dann, wenn Krankheit passiert ist, immer noch nichts tun? Warum gibt es Menschen, die ihren Krebs *verleugnen*, auch wenn man ihn schon von außen sieht? Warum gibt es Patienten, die jede Erklärung so gründlich *verdrängen*, als hätten sie nie etwas über ihre Krankheit gehört? Warum *verkriechen* sich manche in ihrer Krankheit wie in einem Kokon und überlassen jegliche Verantwortung anderen: dem Arzt, dem Partner, der Pharmaindustrie?

Frank Farelly, der Erfinder der Provokativen Therapie und in dieser Rolle ausgestattet mit der seltenen Lizenz zum Unhöflichsein, nennt fürs Bleiben in schlechten Situationen drei gute Gründe: *Faulheit, Feigheit* und *Fixation.* Richtig gelesen: *gute* Gründe. Nennen wir sie vielleicht lieber: verständliche Gründe. Tatsächlich schießt sich ja niemand absichtlich selbst ins Knie. Hinter diesen Gründen versteckt sich die Tücke des menschlichen … Problems. Die geht so:

- **Wir machen unsere Probleme größer**: Je intensiver wir uns auf die Lösung konzentrieren, desto größer wird das Problem.
- **Wir identifizieren uns mit dem Problem:** Je länger wir uns auf unsere Problemlösung konzentrieren, desto mehr wird das Problem Teil von uns selbst.
- **Wir denken die Lösung unrealistisch**: Je idealer wir uns den Zustand nach der Problemlösung ausmalen, desto fester haften wir am akuten Problem.

Um es gleich vorwegzunehmen: Manchmal erleben Sie ein Wunder der Heilung nicht, indem Sie ein Problem lösen – jede Krankheit ist ein Problem –, sondern Sie erleben das Wunder deshalb, weil Sie das Problem selbst pulverisieren. Statt »aufknoten«, also den Knoten verschwinden lassen. Wie Sie das machen? Musste ich auch erst verstehen. Hier Schritt für Schritt, für alle:

19

Das Problem verkleinern

Während wir versuchen, unser Problem zu lösen, richten wir unsere ganze Aufmerksamkeit auf dieses Problem und seine Lösung. Daraus machen wir dann eine ganze Welt. Unsere Welt. Alles, was wir tun, kreist dann um das Problem und seine Lösung.

Und hier liegt die Tücke. Der Lösungsversuch wird damit selbst zum Problem und hält das ursprüngliche Problem am Leben. Beispiel: Übergewicht. Gedankenkreisen um den Kühlschrank, um Essen und Nichtessen. Beispiel: Schmerzen. Gedankenkreisen um Fühlen und Nichtfühlen. Beispiel: Stress. Gedankenkreisen um Anspannung und die Vermeidung von Anspannung.

Hier unser *Ist*, wie es eben ist, und da unser *Sollen*, das wir immer und immer nicht hinkriegen. Je weiter wir diese beiden Punkte auseinanderschieben, desto größer der »Terror des Sollens«.[4] Effekt: Das Problem bekommt noch mehr Aufmerksamkeit und wird immer größer. Eine unserer wichtigsten Waffen, unsere *Selbstwirksamkeit,* wird stumpf. Und die Hoffnung schwindet. Wir werden kränker.

Bewiesen in einer Langzeitstudie an 30 000 Erwachsenen aus dem Jahr 1998, wiederentdeckt von Prof. Kelly McGonigal. In dieser Studie gaben die Teilnehmer an, wie viel Stress sie im letzten Jahr erlitten hatten. Und sie antworteten auf die Frage: »Glauben Sie, dass Stress Ihrer Gesundheit schadet?« Das war's.[5] Ergebnis: Leute mit mehr Stress starben zu 43 Prozent häufiger. Aber nur – und das ist der Witz dieser Studie – diejenigen, die *glaubten*, dass Stress ihrer Gesundheit schadet. Gestresste Menschen, die Stress für ungefährlich hielten, hatten keine häufigere Todesrate. Sie lebten sogar am längsten. Also auch länger als die Menschen, die kaum oder keinen Stress angegeben hatten. Und sie hatten außerdem keine der sonst üblichen Stressreaktionsmuster: also keinen Bluthochdruck, keine verengten Adern.

Also: Wird unser Problem durch unsere Lösungsversuche eher größer statt kleiner, lieber den Fokus wegrücken. Nicht mehr ins Schwarze treffen wollen, sondern daneben. Also Fokus auf vernünftige Ernährung (alle 47 Vitalstoffe, von Vitaminen über Mineralstoffe bis Proteine), vernünftige Bewegung (ja, jeden Tag) und vernünftige Entspannung von Körper und Geist (ja, auch jeden Tag). Dann verschwindet das ursprüngliche Problem: Übergewicht, Schmerzen, Stress, was auch immer. So nebenbei.

Und Sie schreiben wieder: »Wunder!«

Es gibt keine »Krebspersönlichkeit«

Zwar funktioniert die Strategie »Problem verkleinern« bei Problemen mit Stress, Unzufriedenheit mit dem Äußeren, auch bei leichteren Schmerzerkrankungen oder schiefen Zähnen. Nicht aber bei den »Geißeln der Menschheit« unter den Krankheiten. Krebs zum Beispiel. Gendefekten. Hier haben wir es mit anderen Kalibern zu tun, mit existenzieller Angst. Und hier zu sagen: »Jetzt fokussiere dich doch nicht so übertrieben auf dein Problem« ist zutiefst unmenschlich.

Noch einmal: Ja, wir können Mauern bauen gegen Krankheiten. Wir haben Gesundheit in der eigenen Hand. Ein gutes Stück, oft mehr, als wir glauben. Krebs passiert aber trotzdem. Und ist es nicht ein doppelter »Fluch«, jemandem mit Krebserkrankung dann auch noch zu unterstellen, er habe sich seine Krankheit selbst eingebrockt? Durch falsche Lebenseinstellung, falsche Lebensführung, falsche Persönlichkeit?

Dies alles sind immer noch Spuren einer eigentlich längst überholten christlichen Schuldkultur, die Idee der »Krebspersönlichkeit« stammt aus den 1950er-Jahren und ist längst widerlegt, und sie geistert trotzdem noch über die sonntäglichen Kaffeetafeln und auch noch durch die Arztpraxen. Hören wir auf mit diesem himmelschreienden Unsinn. Wer lebensbedrohlich erkrankt ist, braucht Hoffnung, braucht Zuspruch, braucht Hilfe. Statt zusätzlicher Beschämung.

Heilung geschieht eben nicht immer genau so, wie wir uns das wünschen. Oft aber doch. Nur: Heilung kann ein langer Weg sein.

Das Problem aufbohren

Der Anfang sieht oft so aus: Asthma, Rheuma, Depression etc. kommen überraschend. Wir kämpfen dagegen an. Weil der Kampf Jahre dauern kann, sehen wir irgendwann unsere Krankheit nicht mehr als vorübergehenden Zustand, sondern als zentralen Bauteil unseres Egos.

So zentral, dass wir uns nicht mehr vorstellen können, wer wir sind und was wir tun könnten, wenn wir die Krankheit nicht mehr haben. Warum tun wir das? Wieder nicht, um uns absichtlich zu schaden. Sondern weil im Hintergrund etwas verrutscht ist. Weil wir Krankheit hinterrücks zu einer Aussage gemacht haben. Wohl unbewusst. Etwa so:

- **»Ich kann nicht.«** Ganz gleich, was. Verantwortung übernehmen, einen Job machen, den eigenen Weg gehen. Dahinter steht freilich oft eine ganz andere Aussage: »Ich will nicht.« Wer aber das sagt, der muss mit Gegenwind rechnen. Manchem ist der zu heftig, deshalb Krankheit.
- **»Ich bin besonders.«** Jeder Mensch braucht Anerkennung von anderen Menschen. Will und muss gesehen werden, um sich lebendig zu fühlen. Was aber, wenn keiner guckt? Mancher wählt, natürlich nicht bewusst, aber trotzdem: Krankheit.
- **»Ich mache mir Sorgen.«** Wer sich Sorgen macht, der gilt als anständig. Aber, Hand aufs Herz, was machen wir konkret, wenn wir uns Sorgen machen? Wir machen nur Sorgen. Und solange wir die machen, müssen wir ja nichts anderes tun. So bleibt denn auch: Krankheit.

Diese Aussagen sind es, in denen sich unsere ganz persönlichen Entwicklungsaufgaben verstecken können. Gute Nachricht: Die Aussagen lassen sich aufbohren. Etwa so:

- **»Ich gehe meinen eigenen Weg.«**
- **»Ich muss nicht besonders sein. Weil ich einzigartig bin. Wie jeder Mensch.«**
- **»Ich höre auf, Sorgen zu machen, und fange an zu TUN.«**

Also: Probleme lösen. Statt sie spazieren zu tragen. Machen. Und hier gilt wieder: Aus Gesundheitsproblemen persönliche Entwicklungschancen herausbohren, das geht immer. Auch bei Krebs. Es heißt aber leider, leider nicht zwingend, dass mit dem Fortschreiten der persönlichen Entwicklung automatisch der Krebs zurückgeht. Und trotzdem: Wer es schafft, seine Krankheit selbst dann positiv zu verarbeiten, wenn sie nicht heilbar ist, erlebt eine wesentlich höhere Lebensqualität. Und das ist ein Wert an sich.

Das Problem real lösen. Statt ideal.

TUN! Tun wir ja, nur geht dabei gerne etwas schief. Wir entwerfen ein Idealbild. Triathletenfigur. Bikinikörper. Traumfrisur. Pfirsichhaut. Sixpack. Eine Idee. Um diese Idee kümmern wir uns dann – statt um das, was wirklich da ist. Und was nicht so aussieht wie all die Fantasiegestalten auf Instagram.

Sie kennen den Effekt: Sind vielleicht 162 cm groß, genetisch jetzt nicht ganz so ideal vorbelastet, haben diese Krankheit, jenen Unfall vielleicht schon hinter sich, wurden schon als Kind in Richtung Adipositas gefüttert. Wie realistisch ist das nun, dass Sie binnen vier Wochen aussehen wie Cristiano Ronaldo? Und wenn Sie dann wirklich mal vier Wochen lang richtig essen, sich richtig bewegen, sich richtig entspannen? Und wenn Sie dann immer noch nicht aussehen wie Ronaldo? Ist das dann ein Grund, jegliches Bemühen in den Wind zu schießen? Ja, finden doch manche von Ihnen. Vier Wochen »gemacht und getan«, und immer noch kein Wunder. Sie sehen längst, auf was ich hinauswill.

Auf den Punkt: Kümmern Sie sich nicht um Ronaldo, sondern um sich selbst. Tun Sie etwas, das machbar ist. Dann hat Ihre Hoffnung eine Grundlage. Und damit sind Sie bereits auf Ihrem Weg zur Selbstheilung.

Die Überzeugung, das eigene Leben gestalten zu können – das *Gefühl der Handhabbarkeit –,* ist dem US-amerikanischen Medizinsoziologen Aaron Antonovsky übrigens zufolge eine von drei Grundbedingungen Ihrer Gesundheit (sein Fachwort: Salutogenese). Die anderen sind Verstehen und Sinn. Um *Verstehbarkeit* kümmern wir uns in diesem Buch – Stichwort Epigenetik. Die Frage nach der *Sinnhaftigkeit* kann ich selbstverständlich nicht für Sie beantworten – das ein oder andere Stichwort werden Sie dennoch finden. Etwa dieses Zitat:

> »Es kommt nie und nimmer darauf an, was wir vom Leben zu erwarten haben, vielmehr lediglich darauf: was das Leben von uns erwartet.«
>
> ························· VIKTOR E. FRANKL ···

Eine kleine Verschiebung der Perspektive. Ein großer Unterschied in der Lebenseinstellung. Wenn das Leben Ihnen eine Krankheit vor die Füße wirft – seien Sie nicht beleidigt. Tun Sie was! Es ist übrigens gleichgültig, ob Sie auf dem Weg Ihrer Selbstheilung mit der Ernährung anfangen, mit der Entspannung oder der Bewegung. Hauptsache, Sie fangen an. Hauptsache, Sie TUN. Und das ist, erstaunlich, erstaunlich, weniger eine Frage der Motivation als eine Frage der … Haltung.

Was ist nun damit wieder gemeint?

Handeln – und Haltung leben

Ich habe Ihnen vorgeschlagen, das Problem *Krankheit* zu verkleinern, das Problem aufzubohren und statt ideal ganz real zu lösen. Voller Hoffnung anzufangen, irgendwo. Wenn Sie jetzt TUN, geht es um nur zwei Schritte:

- Erstens: Sie wechseln auf eine neue Stufe.
- Zweitens: Sie machen Selbstheilung möglich.

Rauf auf die nächste Stufe!

Sich kümmern um den, der ich bin. Nicht um den, der ich lieber wäre. Gar nicht so leicht, dieses grundsätzliche »ich bin« zu akzeptieren. Vielleicht sind da ungünstige Voraussetzungen im Blut, vielleicht eine chronische Krankheit, die Spätfolgen eines schweren Unfalls, Schmerzen, vielleicht habe ich schon mein zweites Knie, die dritten Zähne, vielleicht bin ich halb blind oder ganz taub. Will keiner sein. Kommt aber vor. Deshalb:

Na und?

Das ist die Normalität, um die ich mich kümmern kann. Muss nicht heißen, dass ich diese Normalität gut finde, dass ich sie sogar »unbewusst« haben wollte, dass sie »sinnvoll« ist für mich oder sogar eine Chance. Überhaupt nicht!

Krankheit, oder nehmen Sie einen Unfall, springt uns plötzlich von der Seite an. Der Tod eines lieben Menschen. Darf man schrecklich finden. Man darf Schmerzen grauenhaft finden – und glauben Sie mir, mit Schmerzen kenne ich mich aus.

Ugly Feelings können ein wichtiger Schritt sein. Nach der Wut, der Trauer kommt irgendwann der nächste Schritt. In die neue Normalität. Dahinter steckt die Idee mit der Stufe. Mit der neuen Stufe. Mit der neuen Definition von »normal«.

Normal ist, so glauben wir, völlig gesund und glücklich zu leben. Schön. Und wenn Sie jetzt täglich grausige Schmerzen haben? Jeden Tag unerträglich müde sind? Genau, dann verzweifeln Sie. Dann resignieren Sie.

Und wenn Sie Ihr Leben einfach neu definieren? Normal ist jetzt: Schmerzen haben. Müde sein. Dann können Sie von Stund an neue Stufen erklimmen oberhalb dieses neu definierten Normallevels und können wieder leben. Auf der ganz neuen Basis: Normal ist es eben, Schmerzen zu haben. Schwer vorstellbar, aber es ist so: Dann stellen sich das Gefühl der Integrität und der Lebensmut auch wieder ein. Auf einem neuen Niveau. Alte Wege enden, neue Wege öffnen sich. Nicht alles ist wundervoll, aber es geschieht viel Wundervolles, das Sie in der alten Normalität nicht erlebt hätten. Das Leben ist anders, es ist neu. Weil Ihre Lebenseinstellung neu ist. Vielleicht kennen Sie dieses Filmzitat?

The trick is, not minding that it hurts.

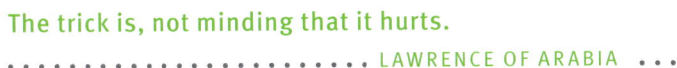

· LAWRENCE OF ARABIA · · ·

Heißt: Der Schmerz ist da. Merke ich auch. Na und?

Selbstheilung möglich machen

Nehmen wir also Ihre neue Normalität zum Ausgangspunkt. Ausdrücklich: Ausgangspunkt. Denn von hier aus – da, wo Sie jetzt ganz konkret stehen – öffnet sich Ihnen Ihr Weg in Ihr persönliches Wunder der Heilung. Entlang der Meilensteine:

- **Bluttuning** – der erste Schritt. Und dann die epigenetische Trias:
- **Ernährung** – Defizite auffüllen
- **Bewegung** – ja, auch Sie!
- **Denken** – heißt auch: Gesundheit neu denken.

Die Bereitschaft, von A nach B zu gehen – A: Die eigene Lage als Normalität annehmen, B: Von dort aus losgehen und schauen, was man mithilfe der epigenetischen Trias draus machen kann –, ist der entscheidende Schritt. Raus aus dem goldenen Käfig. Hier zerstreut sich das Problem. Hier liegt der Kern Ihrer Lebenseinstellung. Sie erinnern sich: »Gesundheit ist weniger ein Zustand als eine Haltung.«

Warum die Reise zum Wunder ausgerechnet mit Bluttuning beginnt, zeigt die nächste Heilungsgeschichte:

4. Den Normalzustand herstellen

»Ich habe vier Wochen nun jeden Abend 2 g Tryptophan eingenommen und nach Jahren mal wieder soooooo gut geschlafen, jede Nacht tief und fest am Stück!

Jetzt sind die vier Wochen vorbei, und ich nehme es nicht mehr, und prompt wache ich wieder mehrmals jede Nacht auf und schlaf nicht mehr durch.

Kann ich mit dem Tryptophan einfach wieder anfangen, oder sollte ich das nicht, da vier Wochen genug sind? Ich meine, wäre es schädlich, es noch ein bisschen länger zu nehmen? Mein Körper soll ja von alleine schlafen können und nicht nur, weil er durch ein paar Tabletten müde ist ... Ich habe soooooo toll geschlafen, das möchte ich nicht mehr hergeben.«

Da bedankt sich jemand! Hat den seit Jahren vermissten Schlaf wiederbekommen durch Aminosäuren. Rezeptfrei. Ein schlichtes, simples Naturmittel. Mehr noch: eine essenzielle Substanz. Soll heißen: Ohne die ist der Körper nicht lebensfähig. In diesem speziellen Fall: Ohne die kann der Mensch nicht schlafen.

Wir haben es hier eben nicht mit einer Tablette im üblichen Sinne zu tun, sondern mit dem Versuch, Ihren »heruntergewirtschafteten Notzustand« zurückzuverwandeln in Ihren »gesunden Normalzustand«. Indem wir fehlende essenzielle Substanzen auffüllen. Dann, und erst dann, ist der Körper schlaffähig. Dann, ja dann haben Sie erst die Chance auf Selbstheilung. Dann haben Sie erst die Energie, um loszulaufen. Und erst dann sind Sie in der Lage zu entspannen. Was ist Tiefschlaf anderes als der Königsweg zur Heilung?

Ernährung – heißt auffüllen

Sehen Sie, das hat die junge Dame etwas durcheinandergebracht. Die ist, wie fast jeder von uns, geschult, in Tablettenkategorien zu denken: einnehmen, wieder absetzen, sonst schädlich.

Das gilt im Fall der Nahrungsergänzungsmittel (NEMs) nicht. Sondern, in diesem Fall: Tryptophan so lange einnehmen, bis der Blutwert hochnormal ist. Ganz oben ist. Dann kann sie wieder normal schlafen, so wie das von der Natur vorgesehen war. Es ist nicht schädlich, bei Defiziten im Blutbild NEMs einzunehmen. Es ist vielmehr schädlich, es nicht zu tun. Molekularmedizin ist konzentrierte Natur. Das gilt so für alle 47 Vitalstoffe. Und nichts anderes meine ich mit: Ernährung.

Bewegung – heißt raus in die Natur

Nächster Punkt: Bewegung. Am besten draußen. Von der Natur geht eine sanfte Faszination aus, die uns zurückholt in das Hier und Jetzt, ins Leben, in den eigenen Körper. Im Vergleich zu einem Spaziergang in einer städtischen Umgebung führt das Marschieren durch Wald, Felder und Wiesen zu einem stärkeren Erholungseffekt. Gehen und Laufen im Grünen wirken beruhigend und entspannend. Weil ein beruhigter Geist kreativer ist, können wir schwierige Probleme nach einem Abstecher in die Natur einfacher, schneller und besser lösen.

Deshalb lebe ich auf dem Land. Tiefste Provinz. Weit ab vom Schuss. Praktisch im Wald. Und weiß mehr und mehr die Vorteile zu schätzen. Siehe oben: Von meiner Terrasse geht's über die Wiese in den Wald. Für alle, die nicht auf dem Land leben können oder wollen: Sie haben Parks in der Stadt. Sogar Landschaftsgärtner, die sich drum kümmern. Schauen Sie sich's gerne an, jeden Tag in der Früh.

Denken – heißt auch: Gesundheit neu denken

Wer sagt Ihnen eigentlich, was Gesundheit ist? Die Zahnarztpraxis-Wartezimmer-Zeitschrift? Instagram? Webseiten zu den Themen Leistungssteigerung, Idealgewicht und perfekter Bizeps?

Können Sie als Maßstab nehmen. Nur: Wenn Sie ein Instagram-Wunder wollen, verpassen Sie möglicherweise Ihr eigenes, Ihr echtes Wunder. Deshalb hier ein kleiner, hoffentlich klärender Gedankenausflug in die Vergangenheit – und einer in die Zukunft.

Zeit der alten Römer, irgendwann zwischen 100 und 200 nach Christus. Galenos von Pergamon entdeckt die Schriften des alten Griechen Hippokrates und entwickelt daraus eine Gesundheitslehre mit sechs Elementen:

- Licht und Luft
- Essen und Trinken
- Bewegung und Ruhe
- Schlafen und Wachen
- Verdauung
- Zügelung der Affekte

Kommt Ihnen bekannt vor? Klingt in der Tat wie »Ernährung, Bewegung, Denken«, nur anders formuliert. Ziel der alten »Diätetik« war der geschickte Umgang mit dem eigenen Körper, es ging um die Kunst der Lebensführung. Maßstab war sich jeder selbst.

Und heute? Heute ist unsere Vorstellung von Gesundheit derartig

28

durchsetzt mit dem Diagnosedenken der Medizin und den Schönheitsidealen der mehr oder minder sozialen Medien, dass wir gar keine eigene Vorstellung mehr haben, was Gesundheit eigentlich ist.[6]

Und hier liegt schon ein Keim Ihrer persönlichen Wunderheilung: Wenn Sie Ihre Normalität, Ihre Gesundheit als Maßstab selbst definieren, lösen sich viele Probleme in Luft auf.

Wie war das noch? Ein Problem haben Sie immer dann, wenn Ihr *Ist*-Zustand und Ihr *Soll*-Zustand nicht zusammenpassen. Und wenn Sie es auch nicht hinkriegen, das *Soll* zum *Ist* zu machen, weil Sie nicht handeln *wollen* (Feigheit, Faulheit, Fixierung aus »gutem« Grund, siehe oben) oder weil Sie nicht handeln *können* (mangelnder Realismus in Bezug auf Ihre Möglichkeiten, siehe oben). Und das war schon alles.

Wären Sie im Einklang mit Ihrer Welt, dann verschwänden alle Probleme. Automatisch. Wenn Sie also mal nichts ach so Wichtiges täten und einfach nur sind, was Sie sind, und deswegen genau das tun, was Sie tun, dann sind Sie im … Jetzt und somit im Einklang. Automatisch.

Probleme sind mangelnde Abstimmung. Meistens falsche Vergleiche. Sie vergleichen sich mit Ronaldo, mit dem herrlichsten »Next Topmodel« oder wem auch immer und haben schon verloren.

Praktische Hilfe? Lebenseinstellung. Ich freu mich, dass ich's warm habe. Dass ich zwei Arme habe und zwei Beine. Dass mein Kühlschrank gefüllt ist. Ich freue mich, dass mir (fast) nichts wehtut. Sich freuen heißt: das Positive sehen. Bei sich bleiben. Sich freuen heißt: mit sich im Einklang sein. Problem verschwunden. Interessiert? Dann wählen Sie sich doch das als … Zukunft. Denn die Freiheit zu *wählen*, die haben Sie. Immer. Dazu ein Satz von einem der beharrlichsten Menschen überhaupt, Viktor E. Frankl, KZ-Überlebender und großer Denker aus Österreich:

»Die letzte der menschlichen Freiheiten besteht in der Wahl der Einstellung zu den Dingen.«

. . . . VIKTOR E. FRANKL . . .

Da haben wir wieder das Thema: Lebenseinstellung.

Fassen wir zusammen: Sie pulverisieren Ihr Problem, indem Sie es auf ein vernünftiges Maß zusammenschrumpfen, aufbohren, lösen und sich um die epigenetische Trias kümmern: Ernährung, Bewegung, Denken. Jeden Tag.

Jeden Tag? Ja. Selbstheilung ist kein Event, sondern eine tägliche Übung. Eine tägliche Handlung. Die mündet in … Haltung. Und gipfelt in … Lebensfreude. Damit verbunden die fast unheimliche Fähigkeit, noch im Kleinsten das Schöne zu sehen.

Ja: Versprochen.

Gewinnen – das Leben

Der Witz Ihrer Selbstheilung besteht darin, dass Sie am Anfang nicht genau wissen, welches Wunder Sie am Ende bekommen. Bewegungsdrang? Lebenslust? Marathonenergie? Oder Lust auf noch mehr Strecke? Glück? Vielleicht haben Sie auch das Gefühl: »Mein Gehirn wacht auf!«? Oder: »Ich bin verbunden mit … ALLEM!«?

Rein physikalisch sind Sie das schon: verbunden mit ALLEM. Denn die 47 Vitalstoffe, von denen Sie hier immer lesen, all die Bauteile der Vitamine, der Mineralstoffe, der Spurenelemente und Aminosäuren, all die Protonen und Neutronen und Elektronen, aus denen die Atome und dann die Moleküle gemacht sind – woher kommen die denn? Die Frage lässt sich recht kurz beantworten:

Big Bang.

Alle Atome, vom kleinsten Eisenatom in Ihrem Blutkörperchen bis zum letzten Felsbrocken auf dem entferntesten Meteoriten unseres Universums, sind entstanden beim Urknall. Sie und ich und der Meteorit, wir sind im Grunde alle 14 Milliarden Jahre alt. Also unendlich alt. Und weil unsterblich, unendlich jung. Sternenstaub aus den Tiefen des Universums – und aus einem verrückten und extrem unwahrscheinlichen Zufall heraus stehen wir heute hier.

Und haben die Wahl: Wir können uns ausschließlich befassen mit uns selbst. Mit dem eigenen kleinen Ego. Oder mit dem Ganzen. Gelingt. Gelingt manchmal. Beim Träumen. Beim Meditieren, beim … Betrachten des nächtlichen Sternenhimmels.

Nietzsche, der alte, von vielen Krankheiten gepeinigte Denker, hat Gesundheit irgendwann vom Körper losgelöst gedacht. Als »große Gesundheit« im Sinne eines vollen Ausschöpfens des eigenen Potenzials.[7] Gesundheit, so gedacht, heißt also nicht, das Ego zu optimieren. Sondern seine Grenzen zu überschreiten. Und so sein ganz persönliches Wunder zu erleben.

»Ich nahm mich selbst in die Hand, ich machte mich selbst wieder gesund: die Bedingung dazu – jeder Physiologe wird das zugeben – ist, dass man im Grunde gesund ist.«

· · · · · · · · · · · · · FRIEDRICH NIETZSCHE, ECCE HOMO · · ·

Was ist das Ziel? Leben. Intensiv leben. Manchmal heißt das, im Weniger das Mehr zu finden. Immer, selbst kurz vor dem Lebensende, gibt es noch Hoffnung, und dann wird es oft sehr, sehr einfach: Frische Luft in der Nase, Sonnenstrahlen auf der Haut, nasses Gras unter den nackten Fußsohlen, ein Kinderlachen.

Die Dame aus dem Vorwort, die sich in ihrem Brief so bescheiden abkürzt mit »e.«, hat es verstanden. Sie erinnern sich: *»Vielleicht lebe ich durch den Gendefekt nicht ganz so lange wie mein Nachbar. Aber hier geht es nicht um Quantität, sondern um Lebens-QUALITÄT. Und die haben Sie mir zurückgegeben.«*

Gern geschehen.

31

Molekularmedizin: Eine Revolution

Die Idee der Molekularmedizin ist ein wirklicher Fortschritt in der Medizin. Weil sich diese Medizin nicht auf ein Röntgenbild, auf ein Kernspin, auf eine Gastroskopie oder auch auf acht Tabletten täglich (mein letzter Patient) beschränkt. Sondern sich fokussiert auf den Menschen. Auf seine Heilung. Auf seine Rückkehr zur Gesundheit, zur Lebensfreude. Was auch immer das konkret für jeden von Ihnen heißen mag.

Was wir anders machen? Können Sie *Reverse Thinking* nennen, wenn Sie Englisch mögen. Wir denken eben nicht von der Liste der Krankheiten aus und nicht von der Liste möglicher Pharmapillen. Wir denken vom gesunden Menschen aus. Dessen Organismus aus längst bekannten Molekülen aufgebaut ist, die aus der Sicht der Pharmaindustrie freilich völlig unspektakulär daherkommen. Eisen? Eiweiß? Vitamin C? Alles sehr simpel.

Molekularmedizin basiert auf dieser simplen Erkenntnis: Der Mensch ist zusammengesetzt aus etwa 47 essenziellen Stoffen. Sind alle Stoffe ausreichend vorhanden, wird Selbstheilung möglich.

Körpermoleküle: Aufräumen – und gesund werden

Genau das ist passiert im folgenden Fall: 25 Jahre lang begleitet von Krankheit. Sein Zustand hat sich stets verschlechtert. Zum wiederholten Male »langzeitkrankgeschrieben«. Also monatelang bei der Arbeit gefehlt. Tut der Seele nicht gut. Und selbstverständlich bei vielen, vielen, vielen Ärzten. Die haben (Zitat) »teure Medikamente verschrieben, welche nicht halfen«.

Was nach drei Wochen Molekularmedizin passiert ist, können Sie unter www.strunz.com nachlesen (18.3.2017):

5. *Wunder in wenigen Tagen*

»Ich war am 21.02.17 beim Doc zum Messen. Vorab soll noch erwähnt sein, dass ich zum wiederholten Male langzeitkrank bin und kein Arzt mir erfolgreich helfen konnte – außer teure Medikamente zu verschreiben, welche nicht helfen.

Die Reise zum Doc hat sich in JEDER Hinsicht gelohnt. Bei den Werten, welche gemessen wurden, ist es kein Wunder, dass es mir so schlecht ging. Allein das Auffüllen der Mängel hat innerhalb von Tagen schon wie ein Wunder gewirkt.

Mein jahrelanger Tinnitus ist weg, weg, weg … weg! Augenflimmern … weg! Die Stimmung … super, ich habe wieder Lebensfreude und bin motiviert. Haarausfall weg …! Meine Heulanfälle und die tiefe Traurigkeit … alles weg. Magenschmerzen und Migräne … weg. Ausdauer und Luft beim Laufen … bin in meinem Leben noch nie so gelaufen … inzwischen bei täglich 5 km innerhalb von 2 Wochen … leicht und locker! Wie das kommt?

Nun, ich habe inzwischen nur eine Erklärung: Geheimplan, Magnesium, Zink, Selen, Tryptophan, K_2, Omega 3, B-Vitamine aufgefüllt, Gewicht runter (inzwischen 6 kg!) ohne Hungern! Alles nach Anweisung.

Heute frage ich mich, warum ich nicht schon eher bei unserem Doc war und mich jahrelang regelrecht gequält habe.

Und glaub mir … ich bin so froh, dass mir endlich, endlich geholfen wurde!

Viele Grüße!«

Ein Wunder? Können Sie gerne so nennen. Doch eigentlich ist es Molekularmedizin plus Menschenverstand. Bring die Körpermoleküle in Ordnung, dann … halt! Halt, halt, das funktioniert anders: Bring die Körpermoleküle in Ordnung, dann kann der Körper anfangen, sich selbst zu heilen. Diese Selbstheilung ist der entscheidende Punkt, nicht die einzelnen Stoffe. Heißt: Nicht Eisen macht gesund. Sondern Eisen ermöglicht dem Körper, über erhöhte Sauerstoffzufuhr gesund zu werden. Das Gleiche gilt für Proteine und so weiter.

 SCHON GEWUSST?

Geheimplan? Was ist das?

Der »Geheimplan« wird im Forum unter www.strunz.com intensiv ausprobiert und diskutiert. Es handelt sich um eine Variante der Fastenzeit mit zusätzlichem Abnehmkatalysator. Konkret: Man nimmt nur Eiweißshakes, Gemüsebrühe, Wasser, Kaffee und Tee zu sich. Mindestens eine Woche lang, je nach Körperfettanteil auch länger. Die Kombination aus 100 Prozent Protein plus null Kohlenhydrate gibt der Fettverbrennung Starthilfe und, wenn sie losgegangen ist, enorme Schubkraft. Lesen Sie gerne nach. Erstaunliche Wirkung.

Zeigt Ihnen: Für Ihre persönliche »Wunderheilung« brauchen Sie keinen »Wunderheiler«, sondern nur eine ordentliche Blutmessung, gesunden Menschenverstand und eine gute Apotheke. Eisen auffüllen, Magnesium auffüllen, Proteine auffüllen – und dann wundern auch Sie sich hoffentlich beim Morgenkaffee, dass alles so schön still ist. Tja, wo ist er denn geblieben, der jahrelange Tinnitus? Es ist wirklich so einfach. Gönnen Sie Ihrem Körper alle 47 Vitalstoffe, bringen Sie Ihre Blutwerte in Ordnung (nachmessen!), dann pfeift er auf Ohrgeräusche.

Bluttuning: Messen statt raten

Letzte Frage in diesem ersten Kapitel: Wie weiß man eigentlich, welche Vitalstoffe dem Körper fehlen? Manch einer probiert es einfach aus. Bei Verstopfung so viel Magnesium, bis es halt hilft. Bei Halsschmerzen so

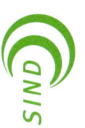

viel Vitamin C, wie es der Magen verträgt. Bei schlechter Haut Zink – man sieht's ja, wie es hilft. Nur: Auf manches kommt man eben nicht. Dass Selen so häufig fehlt. Oder dass man als Vegetarier zwar herrlich mit Vitamin-B_{12}-Pillen nachhelfen kann, das Vitamin aber oft gar nicht im Stoffwechsel ankommt. Mit drastischen Folgen: Müdigkeit und Schwäche, Fußkribbeln und Nervenschäden (Schmerzen!), Gedächtnisstörungen, Leistungsschwäche, Depression.

Oder dass Jod fehlt. Warum jetzt das? Weil der Körper aus Eiweiß plus *Jod* plus *Selen* Schilddrüsenhormon produziert – mit entscheidend dafür, ob wir uns müde fühlen oder wach. Jetzt wissen Sie, weshalb ich auf meinen Selenspiegel so pingelig achte … Und jetzt wissen Sie auch, warum Sie getrost abschalten können, wenn neuerdings Ernährungsexperten im Fernsehen behaupten, Erwachsene würden ja nicht mehr wachsen, zu viele Proteine kurbelten deshalb Alterungsprozesse an. Unfug!

Zurück zu Jod: Gerade bei Kindern sollte man sichergehen. Jodmangel beeinträchtigt die Gehirnentwicklung. Macht blöd. Lässt sich recht leicht verhindern, wenn man denn die Verantwortung übernimmt. Verantwortlich! Heißt für mich: Hören Sie auf zu raten, zu philosophieren, sondern messen und handeln Sie. Anschaulich übersetzt in der folgenden Heilungsgeschichte, die mich per Mail erreichte:

6. *Weichen stellen – je früher, desto besser*

»Ich möchte mich bedanken, dass Sie so gebetsmühlenartig ans Messen von Blutwerten erinnern … Zumindest bei mir höhlt der stete Tropfen den Stein: Ich hatte vor, am Anfang und nun mitten in der Schwangerschaft die wichtigsten Blutwerte messen zu lassen, und bin sehr, sehr froh darüber. Bei den ersten Messungen war bis auf kleine Abweichungen alles in Ordnung, nun bei der dritten Messung sind diverse Werte (Kalzium, Kalium, Zink, Magnesium, Eiweiß) im Keller (unter dem unteren Grenzwert), vor allem die für mich wegen Präeklampsie-Risiko besonders wichtigen Eiweißwerte

35

(61 g/l!!! Im Dezember vor der SS noch immer 72 g/l) und Magnesiumwerte (von sehr guten 36,52 mg/l auf unterirdische 33,4 mg/l trotz ca. 600–800 mg täglich). Danke auch für Ihren Hinweis diesbezüglich.

Jetzt kann ich noch gegensteuern! Habe mich durch die Warnungen vor zu viel Eiweiß auf den Schwangerschaftsseiten doch verunsichern lassen und meine Eiweißaufnahme meist bei den empfohlenen nur 60–80 g pro Tag eingependelt. Viel zu wenig, wie sich jetzt gezeigt hat. Ohne Messung bzw. nur mit den Minimalmessungen, die die Frauenärztin durchführt, hätte ich das nie mitbekommen. Machen Sie weiter so, Sie helfen damit sehr!«

Magnesium wurde nach Messung sogar von der Ärztin verschrieben. Immerhin! Schon vor 30 Jahren habe ich den Ärzten im hiesigen Krankenhaus etwas vom Zusammenhang der in Deutschland beklagten Frühgeburten und Magnesiummangel erzählt: Tiefes Magnesium heißt verkrampfte Muskulatur heißt frühzeitige Wehen heißt Frühgeburt. Schwangerschaftsvergiftung, Schwangerschaftsgestose, Wassereinlagerungen hängen zusammen mit Magnesium und Eiweiß.

Insbesondere die Schwangerschaftsvergiftung (Präeklampsie) ist gut zu erkennen: an Bluthochdruck, an Ödemen und verstärkter Proteinausscheidung. Von den verschiedenen Formen hypertensiver Schwangerschaftserkrankungen sind vor allem Erstgebärende betroffen, außerdem Schwangere mit höherem Lebensalter oder mit familiärer Vorbelastung, werdende Mütter von Mehrlingen oder Frauen mit chronischer Hypertonie, Nierenerkrankungen oder Diabetes. Schwere Präeklampsie kann zu lebensbedrohlichen Komplikationen für Kind und für Mutter führen. Heute werden betroffene Schwangere im Krankenhaus mit Magnesiuminfusionen behandelt. Eine sehr gute und richtige Maßnahme, mit der manches Kind sein Wunder der Heilung schon erlebt, noch bevor es geboren ist.

AUF EINEN BLICK

- **Hoffen**: Am Anfang einer Selbstheilung steht Hoffnung. Und ein unorthodoxer Umgang mit Problemen: Verkleinern, aufbohren, realistisch lösen – am besten pulverisieren.

- **Handeln**: Keine Selbstheilung ohne eigenes TUN. Wichtig dabei: Die eigene Vorstellung von Gesundheit auf eine neue Stufe heben. Und dann Selbstheilung ermöglichen mit der Grundlage Bluttuning und der epigenetischen Trias Ernährung, Bewegung, Denken. Ein Handlungsprogramm für jeden Tag, das zu einer neuen Haltung führt.

- **Gewinnen**: Selbstheilung kann in ganz verschiedene Wunder münden. Von sportlichen Bestleistungen bis zu einer neuen Fähigkeit, unendliches Glück zu erleben – und zwar überall, immer. Lebensqualität!

- **Epigenetik**: Mit genetisch korrekter Ernährung (alle 47 Bausteine), regelmäßiger Bewegung und richtigem Denken – verstanden als positive Lebenseinstellung, als reflektierte Haltung zu sich selbst, zum Thema Gesundheit und als effektive Entspannung – ist Selbstheilung kein »Wunder«. Sondern die logische Reaktion Ihres Körpers auf grundlegend richtige Lebensbedingungen.

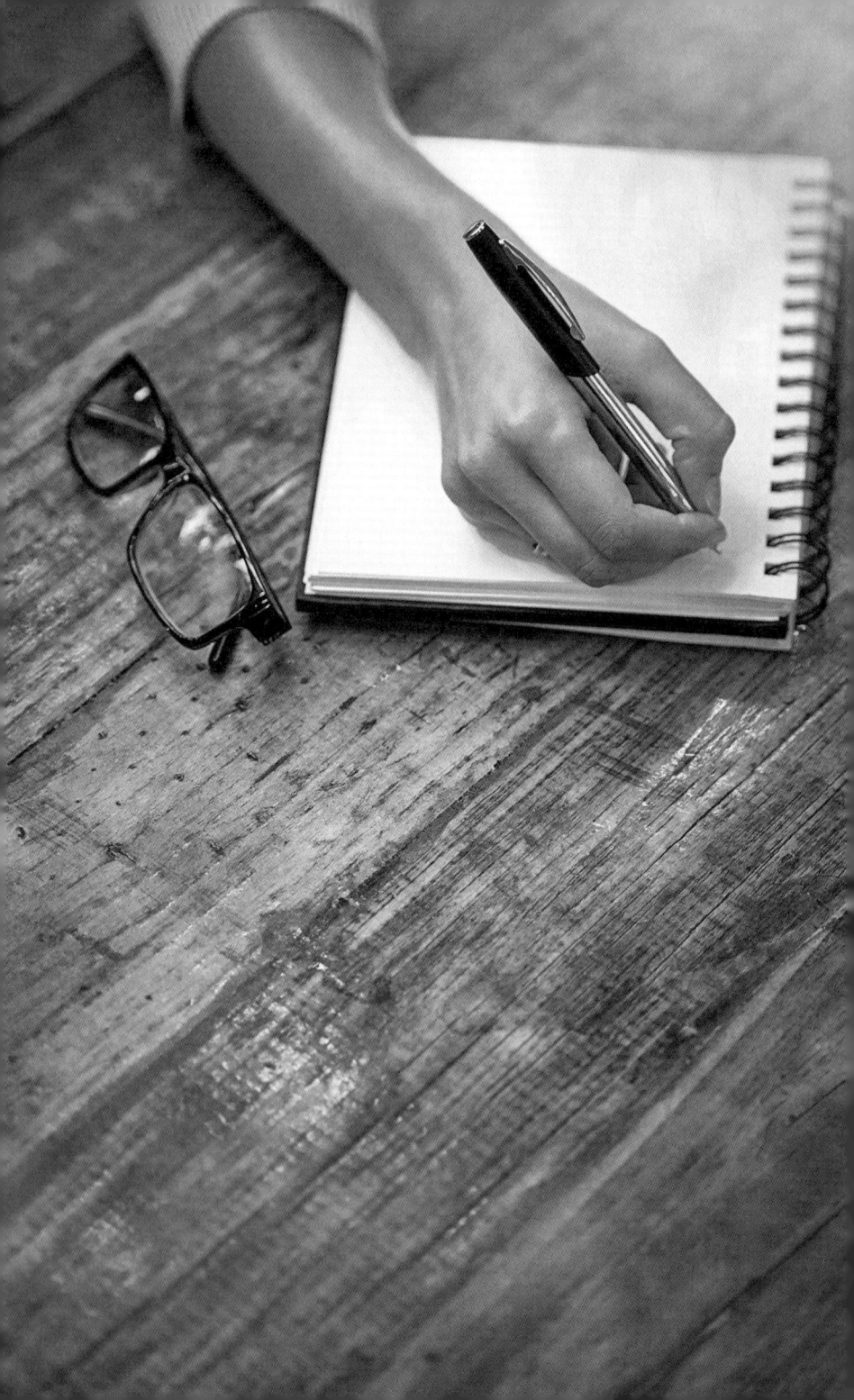

Wunderbare Heilungen

Jeder Ihrer Briefe oder Mails zeigt mir: Hinter jedem Wunder der Heilung stehen die enormen Selbstheilungskräfte Ihres Körpers. Diese Kräfte sind unmittelbar abhängig von Ihrer Versorgung mit Proteinen, Vitaminen, Spurenelementen und wertvollen Fetten. Wenn Sie sich dann noch Bewegung und Entspannung gönnen, haben Sie beste Chancen, Ihr Krankenhaus zu schockieren: Ja, Hirntumor weg. Ja, Myom verschwunden. Asthma? Habe ich nicht mehr. Tschüss, Fettleber und: Hallo, Leben! Lassen Sie sich in diesem Kapitel inspirieren von neuen Wundern der Heilung.

Schönheit: Kommt echt von innen

Es gibt keine eigenständige, isolierte Krankheit. Das gilt auch für sogenannte Äußerlichkeiten. Es kann nicht sein, dass Ihre Haare ausfallen, dass Ihre Nägel splittrig sind, dass Warzen wachsen, dass Sie ein Ekzem bekommen bei völlig gesundem Körper. Das Ganze funktioniert andersherum: Erst stimmt etwas in Ihrem gesamten Körper nicht, dann merken Sie das an bestimmten Schwachstellen. Sie bekommen häufiger Grippe, leiden an Ischias oder mögen sich nicht mehr im Spiegel anschauen wegen

- Haarausfall
- Akne
- Rissen, Splittern, Spalten in den Finger- und Fußnägeln.

Für mich sind diese manchmal kleinen »Äußerlichkeiten« immer große Warnleuchten. Da stimmt etwas nicht. Nur: Was?

Blut messen. Lücken füllen. Schön werden.

Mit der Blutanalyse finden wir die Spur. Meistens. Dabei versuchen wir, möglichst den gesamten Körper biochemisch zu erfassen und zu analysieren. Versuchen hier, Ordnung zu schaffen, und Sie sind in der Regel verblüfft. Über den unerwarteten Erfolg, über die zusätzliche Heilung in anderen Problemzonen, die Sie mir gar nicht genannt hatten.

So geschehen kürzlich. In meiner Praxis stellte sich eine junge Dame mit splittrigen, häufig ausfallenden Haaren vor, mit splittrigen Fingernägeln. »Ich bin von Arzt zu Arzt gewandert«, berichtete sie mir, »habe die vergangenen drei Jahre also mit einer Arzt-Odyssee vergeudet.« Ergebnis? Immer noch splittrige Nägel. Immer noch Haarausfall.

Nach der Blutmessung in meiner Praxis war klar: Die Patientin hatte wohl viel gesunden Salat gegessen, aber kaum Eiweiß. Das hält zwar schlank, aber irgendwann macht sich die Mangelernährung dann doch bemerkbar. Drastisch sogar, wenn Sie vor dem Spiegel stehen und sich die Haare büschelweise vom Kopf rupfen können.

Was nun? Systematische Analyse der Blutwerte, systematisches Auffüllen der gravierenden Mängel vor allem mit Proteinen. Ja, so etwas kann Wochen dauern. Doch dann kommt die Überraschung. Das Wunder. Das Sie vor allem deshalb als Wunder empfinden, weil die geheilten Fingernägel auf einmal nur noch Beiwerk sind. Und tatsächlich sehr viel mehr passiert. Lassen Sie sich das Resultat am besten von der Patientin persönlich beschreiben. Hier ihr Brief:

7. Warnlampe Haarschopf

»Der übliche Haarausfall zum Winter hin blieb aus. Nicht nur das, meine Haare wachsen auch wieder. Selbst meine Fingernägel wachsen wieder – auch wenn sie noch immer wieder absplittern. Die Haut ist zurzeit wunderbar – ohne Entzündungen, Rötungen, Jucken!
Auch viele andere merkwürdige Symptome wie: Augenlidzucken, Muskelschmerzen, Kraftlosigkeit, Krämpfe in den Beinen, kalte Füße, eingeschlafene Hände gehören der Vergangenheit an. Ich fühle mich so gut wie lange nicht mehr – voller Energie, bin nicht mehr dauernd müde und schlapp und im Alltag nicht mehr so gereizt.«

Zeigt uns: Krank war gar nicht nur der Fingernagel. Oder die Kopfhaut. Ein Ekzem oder eine Warze sind meistens keine punktförmigen Problemzonen – sondern vielmehr Warnlampen für ein viel größeres Thema. Alarm! Im ganzen Körper stimmt etwas nicht. Und wenn Sie nicht rundum eingreifen, bleiben Ihre Heilungsversuche Stück-

41

werk, und Sie sind zu Recht enttäuscht. Zu Recht auch sauer, denn eine Arzt-Odyssee frisst jede Menge Zeit und Geld, genauso wie die vielen Pasten, Salben und Seifen, die zunächst vielversprechend daherkommen, dann aber doch wieder nicht helfen. Was eigentlich logisch ist, Ihnen aber in der Drogerie oder in der Apotheke niemand im Klartext sagt.

Fakt ist: Der Versuch, kranke Nägel mit Salbe oder krankes Haar mit Seife zu heilen, ist genauso wenig hilfreich wie der Versuch, einen Knochenbruch mit einem Batman-Kinderpflaster zu kurieren. Das Logo mag zwar beeindrucken, die Sache funktioniert aber nicht. Kann nicht funktionieren. Sie müssen innen anfangen. Beim Stoffwechsel. Warum?

Fett:
Ihr Haar will mehr Öl und weniger Fön

Haare sind aus Eiweiß gebaut. Hat Ihre Eiweißversorgung Lücken, dann sieht man das an Ihren Haaren: Lücken. Und woher kommen diese Lücken? Bei manchem steckt ein kranker Darm dahinter. Dann können Sie so viel Eiweiß essen, wie Sie wollen – es kommt auf der Kopfhaut nicht an.

Bei anderen verhindern Stress und Schlafmangel eine gesunde Versorgung der Kopfhaut und des Nagelbetts. Das kommt so: Wer müde ist, der isst tendenziell mehr Kohlenhydrate. Mehr Carbs heißt mehr Talgproduktion. Mehr Talg heißt mehr Entzündung der Haarwurzeln, auf der Kopfhaut, an Armen und Beinen, im Gesicht und auch am Allerwertesten. Winzige Pickel überall. Kennen Sie alle. Weil Sie mit Kohlenhydratladungen Ihren Blutzuckerspiegel auf Achterbahnfahrt schicken, handeln Sie sich zusätzlich einen schwankenden Insulinspiegel ein – und Insulin drosselt das Haarwachstum.

Pastaattacken in Kombination mit Proteinmangel führen fast zwangsläufig zu Heißhunger und der fast zwangsläufig zu Übergewicht. Rücken Sie dem Übergewicht dann mit fettreduzierter Ernährung zu Leibe, wird Ihr Haar mit noch so viel Glanzspülung und noch so aufmerksamer Ionentrocknung nicht so gesund werden, wie Sie sich das wünschen. Denn Ihr Haar will Proteine, und Ihr Haar will Fett!

Gesundes Fett braucht es zur Produktion der Hormone, die das Haarwachstum überhaupt erst möglich machen. Gesundes Fett braucht es für die Haarstruktur – deshalb der Glanz. Gesundes Fett braucht es nicht zuletzt, damit sich Schuppen erst gar nicht bilden. Statt am Shampooregal finden Sie Haargesundheit also im Supermarkt, besser noch auf dem Wochenmarkt: Das eigentlich ist gemeint, wenn es heißt: Schönheit kommt von innen. Hier eine kleine Orientierung:

Gesunde Fette
- Pflanzliche Fette: Oliven, Walnüsse, Sesam, Paranüsse, Mandeln, Leinsamen, Hanfsamen und die daraus gewonnenen Öle
- Tierische Fette: Lachs, Makrele, Eier, Butter

B-Vitamine: Biotin ist nicht die ganze Wahrheit

Einer der wichtigsten Baustoffe Ihres Haars ist Keratin – ein Proteinkomplex. Nun wäre Ihr Schopf recht borstig, wenn sich die Natur nicht einen besonderen Weichmacher ausgedacht hätte: L-Cystein. Je mehr L-Cystein, desto elastischer die Haarstruktur. Wie bekommt man nun die Haarwurzeln dazu, mehr L-Cystein einzubauen? Da braucht es molekularbiologisches Wissen – da kommt man am Drogerieregal nicht drauf: Es ist Vitamin B_6 (Pyridoxin).

Und nicht nur das: Auch die Vitamine B_5 (Pantothensäure) und B_7 (Biotin) spielen eine wichtige Rolle beim Haarwuchs. Pantothensäure lässt Haare besser wachsen, hilft gegen frühzeitiges Ergrauen, gegen trockenes Haar und gegen entzündete Kopfhaut. Biotin erhöht die Haardichte und wirkt gegen zu fettiges Haar. Wenn Sie diese Vitamine nun zusätzlich einnehmen wollen: Geduld. Bei manchem zeigt sich die Wirkung schon nach 1,5 Monaten, bei anderen erst nach sieben Monaten.[8]

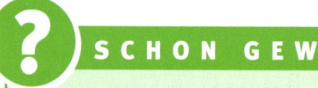
SCHON GEWUSST?

Spurenelemente: Der beste Haardünger

Je besser Sie sich mit Spurenelementen versorgen – also Eisen, Kupfer, Zink, Silizium –, desto kräftiger wird Ihr Haar.

Eisen: Eisenmangel heißt für Ihren Körper Sauerstoffmangel. Denn Hämoglobin, zuständig für Sauerstofftransport, kann nur gebaut werden mit Eisen. Und Energie kann in den Zellen nur erzeugt werden mit Sauerstoff. Fehlt also Eisen, fehlt Energie. Fehlt Energie, fahren die Zellen ihre Produktion herunter. Also auch die Produktion von Haarzellen. Bewiesen in Südkorea.[9]

Zink: Der Mineralstoff Zink hält Haarfollikel am Leben und setzt Enzyme in Gang, die Keratin bauen. Fehlt also Zink, wachsen erstens weniger gesunde Haare, zweitens sterben Haarwurzeln. Gute Nachricht: Nehmen Sie Zink, erholen sich die Follikel. Ebenfalls bewiesen in Südkorea.[10]

Kupfer: Die L-Cystein-Aminosäuren werden umso stabiler miteinander verbunden, desto mehr Kupfer zur Verfügung steht. Kupfer kurbelt auch insgesamt den Bau von Keratinen an. Bewiesen.[11]

Silizium: Der vielleicht erstaunlichste Befund ist, dass sich bei Einnahme von Silizium der Haardurchmesser vergrößert. Messbar.[12]

Statt Lack: Fingernägel brauchen Vitalstoffe

Wären Sie eine Raubkatze, hätten Sie mit brüchigen Krallen ein echtes Problem, sich Mittagessen zu besorgen. So existenziell gefährlich sind instabile Fingernägel beim Menschen zwar nicht, aber dennoch: Fingernägel spiegeln die Defizite in Ihrem Körper wider. Defizite, die Ihnen genauso gut auch Krankheiten bescheren können, die dann doch existenziell gefährlich werden können.

Wie im folgenden Fall: Hier hat eine Patientin nach vielen, vielen Jahren tiefe und schmerzhafte Spalten in ihren Fuß- und Fingernägeln geschlossen. Mit Proteinpillen! Und schreibt selbst, dass dieses kleine Wunder noch lange nicht ihre wirklichen Gesundheitsprobleme geheilt hat. Welche genau das sind, verrät sie nicht einmal. Nur, dass sie jetzt voller Hoffnung ist:

8. Spalte im Zehennagel

»Vor etwa zwölf Jahren spaltete sich tief der Nagel eines großen Zehs. Ich maß dem keine Bedeutung bei, dachte: o. k., gestoßen. Bis sich etwas später der nächste große Zehen- nagel spaltete. Ich fing an zu stutzen. Und wieder etwas später spaltete sich der Daumennagel. Also nicht so etwa ein biss- chen, ich rede von richtig tief. So tief, dass die Nägel nicht so tief abzuschneiden gingen. Wenn ich Socken falsch anzog oder mit der Hand anstieß … Wow, Schmerz! Teilweise blutige Ereignisse.
Ich fragte meinen Hausarzt. Der sagte: ›Nagelbett verletzt.‹ Ich sagte: ›Nein! Und schon gar nicht an beiden Daumen.‹ Aber weiter ging es nicht.
Dann folgten weitere Finger, die Nägel bekamen unglaublich viele Längsrillen, richtig heftig, und an jeder Rille – bis zu 10 auf einem Nagel – spaltete der Nagel dann in Richtung Nagelbett auf. Ich gewöhnte mich an den Schmerz, hielt alles extrem kurz, so gut es ging.
Ich fragte jeden Arzt – einmal hieß es, es könnte Schuppenflechte sein, ich sollte die Fingerspitzen trocken halten. Auf meine Frage, wie ich das schaffen sollte, sagte man mir: Gummihandschuhe. Auch beim Duschen. Wehe, Sie lachen! Ich gehöre zu den Men- schen, die zuhören und probieren. Und folglich duschte ich wochen- lang mit Gummihandschuhen. Echt makaber. Und geholfen hat es auch nicht.

Nun, ich suchte im Internet, ich las und las, bekam einmal Biotin, kaufte mir Pillen, Lacke … Meine Nägel spalteten. Irgendwann vor zwei oder drei Jahren gab ich auf. Ich hatte jetzt mehrfach gehört: kosmetisches Problem, Alterserscheinung (ich war, als es anfing, nicht mal Mitte 50). Nun, dann ist es halt so.

Und jetzt, nach 12 Wochen NEMs und Eiweiß, habe ich 18 Nägel ohne Risse. Die Rillen sind noch da, aber es spaltet sich nichts. Die Daumen sehen so aus, als ob sie auch bald geschlossen sind, nur noch winzige Reste, aber ich halte sie noch kurz, weil ich fürchte, hängen zu bleiben.

Auf den Gedanken, dass Eiweiß so wichtig für ALLES ist, wäre ich ohne Sie, die Sie meine Ernährungsberaterin beflügeln, nie gekommen. Ich weiß, es reicht an die anderen Dinge, die mich wirklich quälen, noch nicht heran. Aber wie Sie schon sagen: Wenn Motivation und Hoffnung erwachen.

Warten Sie ab, ich werde sicher bald laufen. Und Ihnen dann über die großen Wunder berichten.«

Was wir hier gelernt haben? Wir haben gelernt, dass Eiweiß so wichtig ist für ALLES. Eine tiefe Wahrheit. Und der Grund dafür, dass das ewige Mantra der Schönheitsindustrie – »Biotin! Biotin!« – zwar nicht falsch ist, aber eben noch lange nicht ausreicht.

Was für den ganzen Körper gilt, das gilt eben auch für Ihr Haar und für Ihre Nägel: Selbstheilung passiert nur bei ausreichender, sagen wir ruhig: Düngung. Was wächst, braucht Baumaterial. Und wenn Baumaterial fehlt, wächst es eben nicht.

Wobei ein weiterer Punkt wichtig ist: Auf Ihrer Kopfhaut und Ihren Nägeln wachsen gerne auch andere Organismen, besonders gerne Pilze. Und zwar besonders gerne dann, wenn Ihr Immunsystem schwächelt.

Pilze im Schwimmbadwasser? Pilze im Ferienhaus? Eigentlich kein Problem für Ihre Füße und Ihre Schamgegend. Bei Stress, Proteinmangel oder in Phasen der Hormonumstellung funktioniert die körpereigene Pilzvertreibung manchmal nur leider nicht.

Fußpilz: Mehr als nur peinlich

Und schon haben Sie den Ärger: Pilze zwischen den Zehen, in den Fußnägeln, quer über den ganzen Fuß oder sonst wo.

Eine kurze Google-Bildersuche zu den Themen »Fußpilz« oder »Nagelpilz« (vorher gut überlegen, ob Sie das wirklich sehen wollen) macht unmittelbar klar, dass diese Pilze nicht einfach nur peinlich sind, sondern ein gravierendes Gesundheitsproblem.

Die meisten Pilzarten sind hoch ansteckend und zerstören nach und nach Finger- oder Fußnägel, sie lassen die Haut schuppig werden und jucken. Auf der Kopfhaut führt unbehandelter Pilzbefall zu Haarbruch und zu Haarausfall.

Heißt: Bitte aktiv werden! Immunsystem ankurbeln mit Proteinen, Vitaminen, Spurenelementen, gesunden Fetten. Weil Sie aus dem Teufelskreis der Wiederansteckung aber nur sehr schwer rauskommen, kommen Sie um Antimykotika zumeist nicht herum.

Die meisten Medikamente dieser Art stören einen Stoffwechselablauf, der normalerweise die Zellmembran des Pilzes baut. So gehen die Pilzzellen zugrunde. Leider überleben aber die Sporen jahrelang. In Ihrem Körper, in Ihren Schuhen und natürlich im Schwimmbad und im Ferienhaus. Schwächelt das Immunsystem, bricht die Pilzinfektion auf ein Neues aus. Also, noch einmal: Immunsystem vorher fit machen, damit Sie nicht hinterher so lange mit Juckreiz zu tun haben, während Sie auf Heilung warten.

A- und D-Vitamine: Tschüss, Akne!

Ja: Es passiert selten, aber es passiert. Ganz selten geht bei der Idee, das Immunsystem mit Proteinen aufzupäppeln, etwas schief. Wie im folgenden Fall. Ursprünglich ging es um eine ernste Krankheit: multiple Sklerose. Um die zu heilen, hat eine junge Dame ihre »Ernährung komplett von heute auf morgen umgestellt«:

9. Akne und Vitamin A

»Das fiel mir nicht schwer, da sich meine MS-Symptome ganz schnell dadurch und durch Laufen und natürlich Meditation erheblich gebessert hatten. Mein Körper ist mir nicht mehr fremd, und ich arbeite mit ihm und nicht gegen ihn.
Doch seit der Umstellung habe ich extreme Akne bekommen. Es wird immer schlimmer. Ich spreche nicht von ein paar Pickeln, sondern von schwerster Akne im Gesicht, Hals, Dekolleté, Schultern.«

Ihr Problem sei das tierische Eiweiß, vermutete sie. Wusste andererseits, wie wichtig ein hoher Eiweißspiegel bei MS ist. Lösung? Reine Aminosäuren. Und Vitamin A!

»Bin auf Vitamin A (Retinol) gestoßen, hab's ausprobiert, 25.000 I.E./Tag, und, oh Wunder … meine Haut ist super geworden!!!! Denke, ich werde die Dosierung langfristig beibehalten und ergänze noch mit Vitamin E 400 I.E. täglich. Das ist nun meine absolute Waffe für Hautprobleme!«

Kompliment. Die Vitamine A und E, unsere beiden fettlöslichen, sind zuständig für gesunde Blutgefäße, für Krebsabwehr und wirken bei manchem von Ihnen auch Wunder, wenn's um schöne Haut geht.

Wichtiges Wissen: Vitamin A hilft nur dann, wenn es zusammen mit Vitamin C eingenommen wird. Ist vielen von Ihnen zum Glück schon bekannt. Ohne Vitamin C wird aus Vitamin A selbst in kurzer Zeit eine schädliche Substanz. Erst Vitamin C lässt Vitamin A zum segensreichen Krebsschutz werden. Wir nehmen Vitamin A nur als Betacarotin. Die Vorstufe. Sammelt sich sichtbar in Ihrer Haut und wird von dort in der immer nötigen Menge in den Körper geschleust.

Das genau war damals der große Fehler der Raucherstudie

(CARET-Studie), die bis heute immer noch zitiert wird. Da hatte man Vitamin A ohne C gegeben. Und sich dann über eine minimale Erhöhung der Krebsrate gewundert (plus ein halbes Prozent!). Die Wiederholungsstudie MIT Vitamin C zeigte enormen Erfolg gegen Krebs (minus 68 Prozent!). Diese Studie (*Am J Epidem* 2004) finden Sie nur leider nicht im Gesundheitsteil der Nachrichtenmagazine und Frauenzeitschriften.

Fakt ist: Man kann die Haut nicht allein mit fettlöslichen Vitaminen überreden, sich anders zu benehmen – es braucht auch das Vitamin C. Man kann Haut auch nicht mit Oberflächenkosmetik überreden, sich anders zu benehmen, auch wenn's die Frauenzeitschriften jede Ausgabe wieder tun. Gewebe wächst immer von innen heraus nach außen. Unter gesunden Rahmenbedingungen (alle 47 essenziellen Stoffe, Bewegung, Entspannung) wächst sie gesund. Wobei die Vitamine A, C und E nicht immer und automatisch die richtige Lösung sind.

Bei einem fehlt eben das A, beim anderen aber Z wie Zink. Wie immer hat der Mensch Läuse und Flöhe. Hier aber waren's nur die Läuse. Also Volltreffer. Vielleicht hat die junge Dame mit ihrer Mail dem einen oder anderen von Ihnen jetzt schon geholfen?

Wenn nicht: Bei vielen von Ihnen schlägt Vitamin D an. Statt A. Probieren Sie's aus! In folgendem Fall hat's geholfen:

10. Akne und Vitamin D

»Ich habe eine extreme Akne über sechs Jahre bei meiner Frau miterleben müssen. So schlimm, dass es selbst dem erfahrenen Hautarzt schlecht wurde. Dieser hatte natürlich viele teure Behandlungsmethoden parat. Gebracht hat's … nix – außer einer monetären Umverteilung. Na ja, kurzfristig schon – aber bald schon ging es wieder los.

Die (unglaublich einfache) Lösung war dann (da kannten wir die Bücher von Herrn Dr. Strunz noch gar nicht) billiges Vitamin D aus der Apotheke, weil der Endokrinologe einen Vitamin-D-Mangel GEMESSEN hatte. Darauf war der Hautarzt leider nie gekommen.

Nach vier Wochen war der Spuk vorbei. Meine Frau traut sich wieder aus dem Haus.

Mein Leben hingegen hat sich durch das Buch ›Forever Young‹ radikal positiv auf den Kopf gestellt: Cholesterinwerte im Sinkflug, die Kilos purzeln. Vom Sport kann ich nicht genug kriegen und bin fit auf der Arbeit wie lange nicht mehr. Das war auch an der Zeit nach langer Depression mit 20 kg Gewichtszunahme …

Bei mir wurden auch viele teure Untersuchungen vorgenommen, aber auf die Idee, das Blut komplett durchzuchecken, ist leider niemand gekommen. Heute kommt mir das so vor, als wolle man Fieber mit der Wasserwaage messen.

Mich haben Vitamine, Eiweiß, Sport und korrektes Essen gerettet.«

Sie können sich vorstellen, wie sehr ich gelacht habe bei der Formulierung »Fieber mit der Wasserwaage messen«. Überlassen wir das mit der Wasserwaage dem Schreiner. Setzen wir auf die präzise Blutuntersuchung aus dem Labor, die uns genau zeigt, mit welchen Substanzen sich das Wunder der Selbstheilung in Gang setzen lässt.

Wachstumshormon: Das Wunder können Sie haben

Funktioniert übrigens immer. Nur manchmal nicht exakt, wie Sie sich das vorstellen:

»Ich bin jetzt 62 Jahre alt, fühle mich aber wie 40. Ich laufe seit über 30 Jahren, fühle mich beweglich und fit, ernähre mich nach Ihren Empfehlungen und nehme jeden Tag Vitamine und mindestens einen Eiweißshake zu mir. Was mich sehr unzufrieden macht, sind die Falten in meinem Gesicht. Gibt es etwas für die Gesichtshaut, um jünger auszusehen?«

Kann ich nachempfinden. Im Geiste noch 18, fit in einem 40-jährigen Körper, aber mit Gesichtsfalten wie mit 60. Was ist zu tun? Hier Abhilfe zu schaffen ist einfacher, als Sie glauben. Könnten Sie alles in meinen News nachlesen. All die Anti-Aging-Kliniken weltweit haben hier ein sehr wohlwirksames Patentrezept: Wachstumshormon (HGH). Wird gespritzt. Über die Wirkung wissen wir Bescheid seit Rudman 1991, *New Engl. J. Med*. Täglich gespritzt, lässt es Falten verschwinden. Habe mal in der roten Liste nachgeforscht. Komme so auf 130 Euro pro täglicher Spritze. Mmmh. Und lohnt sich das wirklich?

SCHON GEWUSST?

HGH: Das heilende Hormon

Das Human growth hormone, kurz: HGH, heißt hierzulande Wachstumshormon. Es ist ein Peptidhormon, besteht also aus Eiweiß, und es reguliert das Körperwachstum. Als Kinder und Jugendliche haben wir sehr viel davon im Blut, später weniger. HGH erneuert ständig alle unsere Organe, unser Blut und unser Körpergewebe. Deshalb gibt es einen direkten Zusammenhang zwischen HGH und Heilung. Das Hormon lässt sich stimulieren durch Ernährung (Aminosäuren, Zink, Magnesium) und durch Fasten, außerdem durch Bewegung (Krafttraining!) und Schlaf.

Persönlich gehe ich das Thema ganz anders an. Ich durfte Luis Trenker erleben, als er 95 Jahre alt war. Dessen Gesicht: ein einziges Faltenmeer. Und mittendrin derartig wache, leuchtende, strahlende Augen … unbegreiflich. Ich habe ihn sehr bewundert und wünsche mir seither ein genauso faltiges Gesicht wie seines.

Habe also dieses Bild gespeichert. Als Traumbild. Leider, leider schaut mich jeden Morgen aus dem Spiegel etwas ziemlich Faltenfreies an. Immer noch. In Bayern sagt man jetzt: »Sakradi!« Muss also noch ein paar Jahrzehnte warten. Leider.

Verstanden? Es sind nicht die Tatsachen, die im Leben zählen. Es sind unsere Bilder, unsere Einbildungen, unsere Glaubenssätze. Und ich habe einen anderen Glaubenssatz als die Mailschreiberin.

Übrigens auch bei Problemen, die sehr viel existenzieller sind als bloß Falten. In der nächsten Heilungsgeschichte geht es um Ehlers-Danlos: eine Bindegewebserkrankung. Man kann die Gelenke extrem überstrecken, die Haut in Falten abheben, bekommt leicht Blutergüsse, Herz- und Gefäßmissbildungen. Oder auch nicht:

11. Gummihaut

»Hat auch bei mir geklappt. Besonders, wenn es um das Thema Epigenetik geht. Berührt mich nämlich persönlich. Ich habe vaskuläres Ehlers-Danlos-Syndrom. Das heißt, es wurde diagnostiziert. Leiden tue ich nämlich nicht darunter.
Ich gehe entgegen dem ausdrücklichen Rat der Ärzte – Ärzte, die erst höflich fragen müssen, wie man Ehlers-Danlos schreibt – viermal in der Woche laufen (ich laufe, seitdem ich zwölf bin, da werde ich nicht mit 40 aufhören), mache zwei schnaufende Kraft-Workouts (Sie wissen ja, das Testosteron …), und das Beste: Seitdem ich mich so richtig fordere, meinem Körper mitteile, was ich von ihm will, und ihn mit NEMs, Yoga und ganz viel Lachen dabei unterstütze, hat sich mein Körper verändert. Ist meine Haut straffer, glänzender. Fühle ich mich insgesamt wacher, selbstbewusster und schlagfertiger. LEBE ich. Hier. Jetzt.«

Laut Pschyrembels Medizinlexikon gehört zu Ehlers-Danlos Übergewicht. Gehört dazu. Genetisch. Kann man nichts machen. Nun weiß die Autorin der zitierten Zeilen, was Epigenetik bedeutet: Sie läuft. Sie läuft schon 30 Jahre. Gegen das Übergewicht. Für Ihr Leben. Sie hat's geschafft. Sie ganz allein.

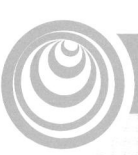

AUF EINEN BLICK

- **Schutz:** Es ist nicht nur eine Frage der Schönheit: Gesunde Haut, kräftige Haare und Fingernägel schützen unseren Körper vor UV-Strahlen, vor schädlichen Substanzen aus der Umwelt, vor Viren und Bakterien.

- **Proteine, Vitamine und Spurenelemente:** Vor allem die Haut hat einen sehr hohen Bedarf an Vitalstoffen: Sie braucht Aminosäuren, um ihre kollagenen Strukturen aufzubauen und aufrechtzuerhalten, sie braucht Vitamine (A, B-Komplex, C, D, E), außerdem Spurenelemente wie Zink, Eisen, Kupfer und Silizium.

- **Fettsäuren und sekundäre Pflanzenstoffe:** Wichtig sind außerdem ungesättigte Fettsäuren wie Linolsäure und Linolensäure, damit die Haut ihr natürliches und sehr wichtiges Hautfett ausbilden kann. Und so wesentlich Nahrungsergänzungsmittel für die optimale Versorgung des Körpers auch sein mögen: Gemüse, Nüsse und Fisch gehören als natürliche Quellen wichtiger Fettsäuren und sekundärer Pflanzenstoffe unbedingt auch auf Ihre Speisekarte. Mit sekundären Pflanzenstoffen versorgen Sie sich sehr einfach, indem Sie grünen Tee trinken oder Kohl essen.

- **Was der Schönheit schadet:** Nährstoffmängel sind die eine wichtige Ursache für unschöne Veränderungen von Haut, Haaren und Nägeln. Die andere: zu viel UV-Strahlung und Hitze (Haarfön!), zu viele Schadstoffe in Luft und Nahrung, zu viele und zu aggressive Seifen und Cremes, zu viel Stress und außerdem zu wenig Schlaf und vor allem: Alkohol und Nikotin. Heute immer mehr verbreitet: Haarausfall durch B_{12}-Mangel infolge veganer Ernährung.

Wunder gibt es immer wieder: Adieu, Krebs!

Auch die schlimmste aller Krankheiten, der Krebs, verschwindet manchmal ganz plötzlich. Ganz von allein. Nennt man Spontanheilung. Rational denkende Ärzte sprechen dann von Zufall. Glück. Erklären können sie das Phänomen oft nicht. Warum? Weil sie die Heilung in keinen Zusammenhang mit ihrer Therapie bringen können. Oder: Weil die Heilung anders verlaufen ist als in ihren Lehrbüchern beschrieben. Nun ist aber Heilung auch und immer wieder selbst bei Krebs möglich. Wege gibt es viele – hier vier Möglichkeiten, allesamt wissenschaftlich fundiert und in der Praxis erfolgreich erprobt:

- Aufbau des Immunsystems
- Abbau von Übergewicht
- ketogene Ernährung
- gezielte Nahrungsergänzung.

Immunantwort: Das stärkste Anti-Krebs-Mittel

Unser eigenes Immunsystem ist das beste Anti-Krebs-Mittel, das wir haben. Heilkraft der Natur, bereits eingebaut in den eigenen Körper. Leider geben wir ihr oft nicht die Chance, wirksam zu werden. Arbeiten sogar massiv gegen unsere eigene Selbstheilungskraft, bis wir schon auf der Klippe stehen …

So im folgenden Fall. Nur kam da eine energische junge Frau dazwischen, die das für unmöglich gehaltene Wunder der Heilung doch noch möglich machte. Einfach so:

12. *»Wir haben nichts mehr zum Bestrahlen!«*

»Die Mama einer Freundin hatte bösartige Brusttumore. Ich habe natürlich wochen- und monatelang geredet, geredet über Eiweiß, Immunsystem, Vitamin D hoch dosiert, kohlenhydratfreie Ernährung, die Inuit lebten immer schon so, bla bla, Sie kennen das. Man hat mir ja erst mal nicht geglaubt. Vitamine und Mineralien zusätzlich? Tenor des Arztes: ›Hören Sie bloß auf, das bringt Sie um!‹ Zwei Wochen später, Kalium fast 0, Patientin halb tot, Infusion. Ich: ›Wie war das noch? Gehört nicht Kalium auch zu den Vitaminen und Mineralien?‹

Monate später, Patientin füttert weiter den Krebs. Diagnose: Hirntumor. Der Arzt: ›Schreiben Sie Ihr Testament!‹ Ich habe weitergeredet. Schließlich verzichtete die Mama doch zunehmend auf Kohlenhydrate.

Die Strahlenärztin: ›Hören Sie auf damit, wenn Sie den Krebs aushungern, dann haben wir ja nichts mehr zum Bestrahlen!‹

Ich: ›Wie bitte!?‹

Heute kommt die Freundin zu mir, Tränen in den Augen: ›Die Hirntumore meiner Mama sind weg, der Arzt hat uns gefragt, was wir gemacht haben. So was kann nicht allein von der Therapie kommen.‹ Die Mama ist heute übrigens 20 kg leichter, und ihr geht es super.«

Molekularmedizin ist etwas Wundervolles. Ich setze darauf, dass sich diese Medizin durchsetzt. Weil sie erfolgreich ist. Was erfolgreich heißt? Hirntumor weg. Mehr geht nicht.

Was dahintersteht: Ein ganz einfacher Gedanke. Mach das Immunsystem stark, dann bekämpft es den Krebs aus eigener Kraft. Mit diesem Gedanken waren 2018 zwei Wissenschaftler dem Nobelpreiskomitee aufgefallen. Und als die beiden Kandidaten feststanden, twitterte die Nobeljury: »Der Nobelpreis dieses Jahres ist ein Meilenstein in unserem Kampf gegen Krebs.« Begründung: »Das Einzigartige an diesem neuen Ansatz ist, dass die Therapie ins Immunsystem eingreift, anstatt direkt Krebszellen zu attackieren.«

Moment mal: »Neuer Ansatz?«

Spontanheilung: Ein ganz altes Phänomen

Rückblende Mittelalter: Bei einem jungen Priester namens Peregrine Laziosi (lebte etwa von 1260 bis 1345) wird ein dicker Tumor im Schienbein gefunden. Der Tumor wächst und wächst, bricht schließlich nach außen durch, entzündet sich massiv. Einzige verfügbare Maßnahme: Bein absägen. Amputation. Am Tag der Operation aber: Tumor verschwunden. Ein dokumentierter Fall.

Und ein Einzelfall, sicher. Die medizinische Literatur zum Thema Spontanheilung besteht hauptsächlich aus solchen Einzelfällen. Gesammelt zum Beispiel von den Chirurgen Tilden Everson und Warren Cole. Und siehe da: Von den 176 geprüften Heilungsgeschichten kreisten signifikant viele um das Thema »Mitauftreten einer Infektion«.[13] Was uns zu einem der Pioniere dieser Theorie bringt, zu William Bradley Coley, einem amerikanischen Chirurgen.

Rückblende 1891, Memorial Hospital New York. Coley systematisiert Spontanheilungen bei Krebs und findet drei wesentliche Auslöser.[14] Spontanheilungen sind in der Regel verbunden mit

- akuten Infektionen,
- Fieber und
- Immunstimulation.

Krebsheilung durch natürliche Immunantwort, beschrieben bereits im Jahr 1891 – also 127 Jahre vor den aktuellen Nobelpreisen für Immunonkologie. Der Witz von Coleys Beobachtung ist, dass viele der Patienten den Rest ihres Lebens *komplett ohne Krebs* lebten, anstatt *zusätzliche Jahre mit Krebs* zu überleben.

Anerkennung fand er kaum, stattdessen offene Verachtung durch Kollegen. Coley aber ließ sich nicht beirren: Er blieb bei der Überzeugung, dass die Stimulation des Immunsystems Spontanheilungen bei

Krebs auslösen kann, und das auch im fortgeschrittenen Stadium einer Krebserkrankung. Mit Zytokinen wie Tumornekrosefaktor (TNF), Interferonen und Streptokinase war er damals freilich noch nicht vertraut. Erst heute wissen wir sicher, dass Coley recht hatte: Die angeborene Immunantwort des Menschen kann Krebs tatsächlich vernichten. Dass das kein Wunder ist, sondern Natur, das wusste eigentlich schon Augustinus:

> **»Wunder geschehen nicht im Widerspruch zur Natur, sondern im Widerspruch zu dem, was wir von der Natur wissen.«**
> . . . . AUGUSTINUS . . .

Richtige Spuren gab es freilich immer wieder.

Rückblende 1956: Veröffentlicht wird eine Studie zur Korrelation zwischen der Überlebensrate bei Magenkrebs und der Besetzung des Tumors mit Immunzellen (*Surg Gynec Obstet* 1956; 102:599). Ergebnis: Je mehr Immunzellen, desto länger die Überlebensrate der Patienten.

Rückblende 1964: *Lancet* veröffentlicht den Befund, dass Menschen mit einem bestimmten Immundefekt häufiger Krebs bekommen als der Durchschnitt (*Lancet* 1964; 1:1189). Das Wissen war also da. Wurde nur leider vergessen. Beispiel gefällig?

Rückblende 2008: Einzelfallbeschreibung eines 61-jährigen Mannes mit weitverbreitetem metastasierendem Melanom. Spontanheilung. Fünf Jahre später immer noch gesund. Und jetzt Zitat Fachartikel – bitte schmunzeln Sie mit:

> *»Unser Patient beschäftigte sich mit alternativen Therapien und nahm eine Reihe von verschiedenen Nahrungsergänzungsmitteln ein, von denen keines medizinisch empfohlen werden kann, deren Kombination jedoch das Immunsystem und damit die Abwehr gegen die Melanom-Metastasen stärken könnte.«*

Gemerkt? »Von denen keines medizinisch empfohlen werden kann«. Und: »stärken *könnte*«. Wir wissen es längst besser: »Unbedingt empfohlen werden sollte.« Und: »Heilen *kann*!«[15]

Heilen. Das Wort wird ständig überlesen. Der heutige Arzt ist zufrieden damit zu behandeln. Und das kann er. Mit höchst bewundernswertem persönlichem Einsatz. Mithilfe einer Milliardenindustrie. Alles wohlgemeint in gutem Sinne. Nur eben … Behandlung! Die Natur kennt Werkzeuge, die *heilen*.

Dieses Geheimnis hatte William Coley schon 1891 entdeckt. Krebs zu heilen. Wie das funktioniert hat? Steht oben. Drei Punkte. Dahinter der immer gleiche Mechanismus: Immunantwort. Etwas ganz Natürliches – wenn wir die Natur denn lassen.

Ein seltsamer Nobelpreis

Was wurde denn da mit dem Nobelpreis prämiert? Ein typischer enger, in meinen Augen falscher Ansatz mit dem freilich richtigen, glücklichen Hintergedanken. Der Hintergedanke steht oben: Das menschliche Immunsystem kann Krebs bekämpfen und, wie wir genau wissen, auch heilen.

Geforscht und prämiert wurde allerdings etwas anderes. Da wurden Proteine entdeckt wie zum Beispiel CTLA-4, die das Immunsystem bremsen, wenn es Krebszellen erkennen und abtöten will. Diese Bremse wurde also neutralisiert. Mit dem neuen Medikament *Ipilimumab*.

Die Nobelpreisarbeiten haben also nicht etwa das Immunsystem stark gemacht, sondern es belassen, wie es ist. Wenn Sie wollen, beliebig schwach. Obwohl es schwach bleibt, kann es dank Pharma über diesen Umweg nun trotzdem ein bisschen den Krebs bekämpfen. Der Umweg fordert allerdings einen hohen Preis. Das Medikament nämlich

- kann schwere Nebenwirkungen haben. Klartext: hat es;
- hilft nur einem Teil der Patienten, bei anderen schlägt es nicht an;
- hilft bisher nicht gegen die häufigsten Krebsformen Darmkrebs, Brustkrebs, Prostatakrebs;
- kostet viel Geld. Pro Behandlungszyklus einen sechsstelligen Betrag.

Und was bringt's? Was nützt es? Ganz konkret:

- Todesrate nach fünf Jahren beim schwarzen Hautkrebs 91 Prozent. Mit Chemotherapie.
- Ergänzt man Chemotherapie mit diesem neuen Mittel, ist die Todesrate nach fünf Jahren nur noch 82 Prozent.
- Die Überlebensrate nach fünf Jahren steigt also von 9 Prozent auf 18 Prozent. Immerhin.

Nur: Ist das alles sinnvoll? Die Nebenwirkungen? Die hohen Kosten? Die immer noch hohe Mortalitätsrate? Zumal das menschliche Immunsystem gar nichts kostet. Es ist einfach da. Wird uns von der Natur gegeben. Wir hier im fränkischen Roth arbeiten direkt mit diesem System, ganz ohne Umweg. Wir hatten also die gleiche Idee wie die Nobelpreisträger, nur kamen wir von der anderen Seite:

Wir versuchen, das menschliche Immunsystem stärker zu machen, noch stärker. So, dass Sie sagen können: Seit zehn Jahren bin ich nicht mehr krank. Wir lösen also keine Bremse, sondern wir verstärken das Immunsystem. Konkret um den Faktor fünf bis sechs. Wie? Wir wissen, dass das menschliche Immunsystem aus Eiweiß, also aus Aminosäuren besteht.

- **Messen**: Deshalb messen wir diese Aminosäuren, finden die Mängel, optimieren das Aminogramm. Und schalten so Ihr Immunsystem an. Darauf baut die epigenetische Trias auf: Bewegung, Ernährung, Denken.
- **Bewegung**: Heißt vor allem Sauerstoff, heißt Laufen, heißt Leben.
- **Ernährung**: Heißt Gift weglassen. Leeres Mehl, billigen Zucker, schlechtes Fett, Convenience Food, Alkohol. Heißt 47 Vitalstoffe auffüllen. Vitamine, Mineralstoffe, Spurenelemente – oft durch NEMs. Denn die 47 Stoffe schaffen Sie nicht mit dem berühmten einen Apfel am Tag.
- **Denken**: Ist das Wichtigste. Stressabbau. Denn Stress ist der stärkste Feind des Immunsystems.

59

Persönlich bin ich dem Nobelkomitee unendlich dankbar für seine Leistung 2018. Für die Prämierung der richtigen Idee. Eine Idee, die jeden von Ihnen unmittelbar jeden Tag betrifft. Die jeder umsetzen kann. Das Immunsystem stark machen.

Was (Brust-)Krebs mit Übergewicht zu tun hat

Das macht Arbeit – doch das hält Sie nicht auf. Sie wissen, dass Ihnen Frohmedizin nicht fix und fertig vor die Füße gelegt wird. Sie wissen, dass Sie sich manches Mal durchsetzen müssen gegen Krankenhauskonventionen. Sie wissen, dass Sie Ihren eigenen Weg gehen und Verantwortung übernehmen müssen für Ihre Heilung. Dass das kleine Wort *müssen* in einem Büchlein wie diesem sonst tunlichst vermieden wird, ist mir wohl bewusst. Ersetzen Sie es gerne durch *wollen*.

Darf ich Ihnen eine junge Frau vorstellen? Die *wollte*? Eine Patientin, über 50 Jahre alt, BMI 28, also Kategorie *Präadipositas*. Brusttumor über drei Zentimeter, also Kategorie *groß*. In der Leber Metastasen. Die typische Reaktion darauf kennen Sie:

13. Wie Frau den Brustkrebs besiegt

»›Wir müssen Ihnen leider mitteilen, Sie werden nicht mehr gesund‹, so die Ärztin. Da habe ich zu Hause gegoogelt: Brustkrebs im Endstadium. Und zum ersten Mal wurde mir meine Situation bewusst. Ich wollte nicht sterben, jedenfalls noch nicht! Glücklicherweise hat meine Freundin schon länger Ihre News gelesen und war dadurch in punkto Krebs informiert.«

Was dann? Dann kam das *Wollen*. Verantwortung übernehmen wollen, kämpfen wollen. Eigenverantwortlich hat die Patientin also die schulmedizinische Behandlung akzeptiert, in diesem Fall präzise mein Rat. Aber neben dieser *Behandlung* hat sie selbst an der *Heilung* gearbeitet.

Wie das? Massive Vitamingaben täglich und absolut keine Kohlenhydrate. Das war's auch schon.

Und dann? Chemotherapie ohne die geringsten Schwierigkeiten oder Nebenwirkungen vertragen. Noch nicht einmal Müdigkeit oder Abgeschlagenheit. Eine Woche später sogar ihre Blutdrucktablette abgesetzt: Der Bluthochdruck war komplett weg. Und nach sechs Chemotherapien – während der gesamten Behandlungsdauer: No Carb! – waren dann die Lebermetastasen nicht mehr nachweisbar.

»Alle Ärzte wunderten sich über den Erfolg der Behandlung, aber keiner interessierte sich für die kohlenhydratarme Ernährung. Jeden Morgen lese ich gespannt Ihre News und fühle mich in meiner Lebensweise bestätigt. Ich hoffe, ich habe Sie mit meiner Geschichte nicht allzu sehr gelangweilt und sie hilft, anderen Mut zu machen, selbst etwas zu tun und sich nicht nur auf die Pharmaindustrie zu verlassen.«

Fazit also: Auch weit fortgeschrittener Brustkrebs mit Lebermetastasen ist heilbar. Und: Chemotherapie muss eben keine üblen Nebenwirkungen haben. Das ist das Gegenteil von langweilig. Das ist vielen Menschen neu!

Und noch etwas ist für viele neu: Nachdem Forscher über Dekaden Genveränderungen als primäre Auslöser von Krebs gesehen haben, wissen wir heute: Sie haben nichts weiter gejagt als ein Phantom. Von Ausnahmen wie den Brustkrebsgenen BRCA1 und BRCA2 abgesehen haben sie letztendlich gar keine Risikogene entdeckt. Heißt für Sie: Die viel beschworene genetische Anfälligkeit für Krebs wird überschätzt; wie Sie leben, ist weitaus wichtiger.

Sage nicht nur ich, sagten auch der Biomathematiker Stuart Baker vom US-amerikanischen *National Cancer Institute* in Bethesda,

Maryland, und der Epidemiologe Jaakko Kaprio von der Universität Helsinki bereits 2006 in einem Beitrag mit dem schönen Titel: *Common susceptibility genes for cancer: search for the end of the rainbow* (Häufige Anfälligkeitsgene für Krebs: Suche nach dem Ende des Regenbogens).[16] Ihre These: Das Projekt *Human Genome Map* (Humangenomkarte) war auf der Suche nach gemeinsamen Genen, die mit Krebs in Verbindung gebracht werden. Aber die neuere Forschung legt nahe, dass diese Gene nicht existieren. Oder, falls es sie doch gibt, dass sie keinen nennenswerten Einfluss auf die Krebshäufigkeit haben. Stattdessen gibt es andere Erkenntnisse:

- Übergewicht macht Entzündung.
- Entzündung führt zu Krebs.
- Krebs frisst Zucker.

Schauen wir uns näher an, was das bedeutet.

Übergewicht macht Entzündung

Manchmal ist es der Sohn. Der dem Vater hilft. Thema Krebs. Tolle Story, schon gute sechs Jahre alt. In einer ganz kurzen Mail vermittelt. Dabei kenne ich den Papa ja gar nicht: Papa wusste nicht, dass auf dem Weltkrebstag 2012 klar und eindeutig vermittelt wurde: Als Hauptrisikofaktor für Krebs gilt nicht mehr das Nikotin, sondern das Übergewicht. Genauer: das Bauchfett.

Papa (98 Kilo) bekam ein Magenlymphom. Wurde bestrahlt. War zum Glück schon Läufer. Sein Sohn trainierte bei Marathonlehrer Peter Greif, kam über Greif zu News über genetisch korrekte Kost, über ketogene Ernährung und Leistungssteigerung aus unserer Praxis, Papa hat's gelesen, hat's befolgt … und hat sich hoffentlich beim Sohn bedankt.

Ergebnis: Gewichtsabnahme auf 80 Kilogramm. Hatte zwar erst noch immer wieder neue Magengeschwüre, bei der letzten Nachuntersuchung allerdings … alles weg. Er fühlte sich fit, absolvierte einen Marathon, im gleichen Jahr noch einen und schloss seine Mail mit den Worten:

»Vielen Dank,
ich lebe wieder oder überhaupt erst!«

Heute wissen wir: Übergewichtige Menschen haben ein messbar höheres Risiko für Nierenkrebs, Leberkrebs, Speiseröhrenkrebs, Krebs an der Gebärmutterschleimhaut, Brustkrebs, Darmkrebs, Bauchspeicheldrüsenkrebs (extrem gefährlich!) und die Bildung von Metastasen. Wir wissen auch: Die Zahl der Menschen mit hohem Übergewicht wächst rasant, allein die Zahl der Kinder und Jugendlichen mit Adipositas hat sich nach WHO-Schätzungen zwischen 1975 und 2016 verzehnfacht. Wir wissen außerdem, dass Übergewicht im Kindesalter mit einem erhöhten Risiko für Darmkrebs einhergeht. Genauer: 39 Prozent mehr Risiko bei erwachsenen Männern und 19 Prozent mehr Risiko bei Frauen.[17]

Logisch also, dass die Zahl der Krebstoten auch wächst – und genau das wurde gerade bestätigt. Wissenschaftler der Internationalen Agentur für Krebsforschung haben Statistiken zu 36 Krebsarten aus 185 Ländern analysiert und kommen zu dem Ergebnis: Ja, die Zahlen steigen. Geschätzt 18 Millionen Menschen werden dieses Jahr weltweit die Diagnose Krebs bekommen, 10 Millionen Menschen werden an Krebs sterben. »Anders ausgedrückt«, rechnet der Deutschlandfunk vor, »bei einem von acht Männern und einer unter elf Frauen wird als Todesursache Krebs auf dem Totenschein stehen.«[18] So viel Krebs war noch nie.

Wie kommt es überhaupt zu dem Zusammenhang zwischen Übergewicht und Krebs? Aus Hunderten von Studien hier zwei gut nachvollziehbare Ergebnisse:

Leptin und TGF-β schalten Krebs an: Diese Botenstoffe werden bei Fettleibigkeit besonders häufig ins Blut abgegeben. Sie beeinflussen den Stoffwechsel von Brustkrebszellen, die dadurch aggressiver werden. So berichten es Wissenschaftlerinnen und Wissenschaftler des Helmholtz-Zentrums München, der Technischen Universität München (TUM) und des Universitätsklinikums Heidelberg in *Cell Metabolism*.[19]

Zucker führt zu Entzündung: Je mehr Nahrungsmittel verzehrt werden, die schnell den Blutzuckerspiegel ansteigen lassen, umso mehr Entzündungsmarker im Körper. Das zeigte eine Metastudie von 60 Untersuchungen zu Ernährungsgewohnheiten in Bezug auf Kohlenhydrate. Heißt: Das Immunsystem kämpft. Steigt die Menge an verzehrten Ballaststoffen, sprich Gemüse, sinken die Entzündungsreaktionen, heißt: Das Immunsystem kämpft nicht.[20]

Wichtig also, erstens: Nur ein Immunsystem, das nicht von völlig unnötigen Belastungen abgelenkt ist (Zucker, Nikotin, Alkohol, Stress, Umweltgifte, Schlafentzug), kann sich auf das konzentrieren, wozu es vorgesehen ist: auf die Abwehr von Bakterien und Viren und auf die frühzeitige Beseitigung von Krebszellen. Lenken wir unser Immunsystem mit unnötigen Belastungen ab, fangen wir uns neben Krebs auch alle möglichen Infektionen ein: Übergewichtige leiden signifikant häufiger an Krankenhausinfektionen als Normalgewichtige, insbesondere nach Operationen. Und auch während einer Grippewelle in 2009 starben überdurchschnittlich viele Übergewichtige.[21]

 SCHON GEWUSST?

Wann Antibiotika sinnvoll sind

Eitrige Wundentzündungen, Blutvergiftung, Blasen- oder Lungenentzündung – dahinter stecken Bakterien. Früher ist man daran gestorben, heute retten Antibiotika Leben.

Werden Antibiotika aber bei jedem kleinen Husten, Schnupfen oder Akne geschluckt, schaden sie mehr, als dass sie nutzen. Zwar verschwindet mancher Husten rasch, doch der Darm wird signifikant geschwächt – und in Folge auch das Immunsystem. Wissenschaftler aus Finnland fanden sogar eine Korrelation zwischen Antibiotikaanwendungen und Krebs. Wer häufiger Antibiotika nahm, erkrankte auch häufiger an diversen Krebsarten wie Prostata-, Brust-, Lungen-, Schilddrüsen- und Eierstockkrebs.[22]

Wichtig also, zweitens: Übergewicht geht mit einer chronischen Entzündungsreaktion im gesamten Körper einher, unter anderem entstehen in den Fettzellen Stoffe, die zu den Entzündungen führen. Also genau da, wo der Hosengürtel klemmt: am Bauch. Und warum macht Bauch nun also Krebs?

Entzündung führt zu Krebs

Das konnten der Tumorchirurg und -forscher Professor Dr. Björn Brücher von der Theodor-Billroth-Akademie und sein US-amerikanischer Kollege Dr. Ijaz S. Jamall bereits 2014 erklären. Diese beiden Wissenschaftler zäumen das Pferd dankenswerterweise nicht von hinten auf. Sie erinnern sich, Nobelpreis 2018: Erst Krebs kommen lassen, dann Immunsystem schwach lassen, aber eine interne Bremse lösen … Brücher und Jamall fangen ganz logisch ganz am Anfang an: bei der Entstehung der ersten Krebszelle in unserem Körper. Wie entsteht die also? Wenn die beiden Krebsforscher recht behalten, dann so:

- Am Anfang steht ein pathogener Reiz. Das kann Zucker sein, Nikotin, das kann ein Umweltgift sein oder radioaktive Strahlung.
- Hält dieser schädliche Reiz an, kommt die Zelle mit ihren normalen Wundheilungsprozessen nicht mehr dagegen an. Folge ist eine chronische Entzündung.
- Diese Entzündung geht über in eine Fibrose, also in eine krankhafte Vermehrung von Bindegewebe. Das Mikromilieu verändert sich, gesunde Abläufe in und zwischen den Zellen scheitern zunehmend.
- In der Folge entsteht eine präkanzeröse Nische – ein Einfallstor für Krebs,
- die eine chronische Stressabwehrstrategie auslöst. Wenn diese nicht wieder aufgelöst wird,
- wandelt sich eine gesunde Zelle schließlich in eine Krebszelle um.

Brücher und Jamall zeigen also, dass Krebs immer eine Möglichkeit ist – eine Möglichkeit, die eben auch *nicht* stattfinden kann. Und zwar dann nicht, wenn chronischer Stress in der Zelle rechtzeitig abgestellt wird. »Unser Modell würde deutlich machen, dass vorbeugende Maßnahmen ergriffen werden müssen, lange bevor ein Krebs klinisch sichtbar wird«, schreiben die Forscher. Ihr Ziel besteht darin, »jede subklinische Entzündungsänderung zu erkennen und zu quantifizieren, alle Ebenen der chronischen Entzündung zu behandeln und fibrotische Veränderungen zu verhindern und so den Übergang von einer normalen Zelle zu einer Krebszelle zu vermeiden.«[23]

Da kann ich nur sagen: Stimmt! Stimmt genau!

Krebs frisst Zucker

Gemerkt? Als Beispiel für »pathogenen Reiz« habe ich Ihnen Zucker aufgeschrieben. Also *schädlich*. Und Ihre Kinder lernen in der Schule noch immer, dass schnelle Kohlenhydrate den »Energiekick« bringen? Also *empfehlenswert* seien bei 100-Meter-Sprint und Mathearbeit? Was denn nun?

Also Thema Zucker. Kohlenhydrate. Fakt ist: Jede Zelle, die sich schnell teilt, ganz egal, ob sie bösartig oder gutartig ist (zum Beispiel rote Blutkörperchen), benötigt enorm viel Zucker. Mit Zucker stellt sie die nächste Zelle her. Und die nächste. Und die nächste. Nennt man, wenn der Prozess außer Kontrolle gerät: Krebs.

Kohlenhydratreiche Ernährung versorgt Organe – und leider auch den Krebs – gut mit Zucker; außerdem steigt regelmäßig das Insulin an, das der Körper braucht, um den Zucker in die Zellen einzuschleusen. Daher ist Insulin einer der Wachstumsreize für Krebs, besonders für Brustkrebs. Das passiert praktisch nur mit Zucker und eben nicht mit Fett, kaum mit Eiweiß.

Und daher ist die Idee, komplett auf Zucker und Mehl zu verzichten, grundsätzlich richtig. Mittlerweile auch bewiesen richtig. Von Ernährungswissenschaftlern an der University of Alabama at Birmingham, USA. Sie teilten Patientinnen mit Eierstock- oder Gebärmutterhalskrebs in zwei Gruppen auf: Eine bekam ketogene Ernährung (Energie aus Fett, Protein und Kohlenhydraten im Verhältnis 70:25:5), die andere bekam die *American-Cancer-Society-Diät* (ballaststoffreich, fettarm). Ergebnis nach nur zwölf Wochen: Die ketogene Ernährung führte zu weniger Fettanteil im Körper und zu weniger Insulin. Und jetzt ein schöner Satz: »Erhöhtes Serum β-Hydroxybutyrat kann ein metabolisches Umfeld widerspiegeln, das für die Krebsproliferation unwirtlich ist.« Sie wissen, was β-Hydroxybutyrat ist? Ganz einfach: ein Ketonkörper.[24] Merken Sie sich die Kurzform: Butyrat. Wir kommen darauf zurück.

Zufrieden? Oder kommen Sie jetzt mit der Frage, ob Krebszellen denn nicht auch von Fett leben können? Fett, das Sie bei ketogener Diät ja reichlichst zu sich nehmen. Kritiker versuchen damit immer wieder zu zeigen, dass der Verzicht auf Kohlenhydrate sinnlos sei. Was so nicht stimmt. Also der Reihe nach:

- Selbstverständlich können Krebszellen prinzipiell immer (immer!) Fett verstoffwechseln, solange die Mitochondrien in Ordnung sind, gut funktionieren und sie genügend Sauerstoff zur Verfügung haben. Nennt man langsamen, eher gutartigen Krebs.
- Genau das ist bei aggressivem Krebs nicht der Fall. Die Mitochondrien sind dann nicht in Ordnung. In meiner Sprache: Sie haben die Dinger beleidigt. Mangelernährt. Die stellen ihre normale Energieproduktion ein. Verstoffwechseln eben auch kein Fett mehr.
- Jetzt kommt's: Die Fette, die im Gewebe ankommen und auch Krebszellen ernähren könnten, sind die Triglyceride im Blut. Nahrungsfette. *Und die steigen im Blut nur an bei kohlenhydratreicher Ernährung.*

Der Punkt kann nicht deutlich genug herausgehoben werden. Kohlenhydrate führen zu mehr Triglyceriden im Blut, die wiederum gelangen über das Blut ins Gewebe, die wiederum gelangen über das Blut ins Gewebe und könnten (langsame) Tumorzellen ernähren.

Wenn sich nun jemand ketogen ernährt, hat er zwar viel Fett im Darm, das stimmt, aber wenig im Blutkreislauf. Seine Triglyceride sind auffällig tief, weil er keine Kohlenhydrate isst. Ein Tumor ernährt sich aber nun einmal aus dem Blutkreislauf, und da stehen ihm in der Ketose einfach nur wenige Blutfette zur Verfügung.

Wie Ketose gegen Darmkrebs wirkt – und gegen den Schmerz

Wer an Krebs erkrankt, den trifft es immer doppelt hart: Der Krebs macht dem Körper zu schaffen, gleichzeitig verlieren Krebspatienten oft dramatisch an Gewicht. Nennt sich Kachexie: Auszehrsyndrom. Dann schwindet die Kraft, der Operationserfolg, der Erfolg der Chemotherapie, die Lebensqualität. Dazu sagt Prof. Christian Löser, Chefarzt der Medizinischen Klinik der DRK-Kliniken: »Jährlich sterben allein 20 bis 30 Prozent aller Krebspatienten nicht an ihrer Grunderkrankung, sondern an den Folgen ihrer Mangelernährung.«[25]

Mit Fett und Eiweiß gegen die Auszehrung

Die Frage ist deshalb berechtigt, ob ein sowieso kämpfender, schlapper Krebspatient durch die Ketose nicht weiter geschwächt wird. Meine Antwort: Wenn man's richtig macht, nein. Hier die Begründung:

- **Gesunde Übergewichtige** haben einen ganz anderen Grundstoffwechsel. Sie werden durch die Ketose schneller satt und nehmen deshalb weniger Energie zu sich, weil das Hungergefühl in der Ketose fehlt. Adipositaspatienten nehmen mit ketogener Diät also ab. Oft dramatisch.
- **Krebspatienten** haben – im fortgeschrittenen Stadium – einen Katabolismus, also einen abbauenden Körperstoffwechsel. Sieht man ihnen an. Und genau der wird durch die Ketose gebremst. Das »Zehrende« des Krebses hört auf. Mithilfe der kalorienreichen ketogenen Diät nimmt der Krebspatient zu.

Und profitiert außerdem von weiteren, äußerst positiven »Nebenwirkungen«. Ich spreche von: Schmerzfreiheit. Und ich spreche von: geschenkter Lebenszeit. Lesen Sie selbst:

14. Ketose gegen Krebsschmerz

»Klar sind Sie ein Scharlatan … Sie sind schuld, dass meine Stiefmutter (81 Jahre) sieben Monate nach der Krebsdiagnose noch lebt. Die hatte ein Coloncarzinom mit Lebermetastasen, das infiltrierend in den Bauchraum eingewachsen ist.

Nach der OP die üblichen Drohungen, Lebenserwartung mit Chemo rund 100 Tage. Und weil ihre beiden Schwestern beide mit Chemo innerhalb weniger Wochen gestorben sind, hat sie sich dagegen entschieden.

Ich habe ihr Vitamin-C-Infusionen und Vitalstoffe (hoch dosiert aus den USA) verordnet, dazu ketogene Kost. Jetzt lebt sie blöderweise länger als die Diagnose der Ärzte, und von dem viel zitierten Krebsschmerz, mit dem man ihr gedroht hat, bisher keine Spur.

Ob der Krebs kleiner wird, wissen wir nicht, weil man diese Untersuchungen nur macht, wenn man der Chemo zustimmt. Aber die Tumormarker haben angefangen zurückzugehen.

Machen Sie weiter so, Sie ›Scharlatan‹, Sie wissen gar nicht, was Sie in Deutschland alles bewegen und wie viele Menschen von Ihrem Wissen profitieren.«

Glauben Sie, ein Onkologe liest diesen Brief? Ich kann es nur hoffen, aber ich glaube es auch nicht. Dabei sind die Zusammenhänge längst studiert. Erwiesen. Ketose ist ja nicht nur No Carb, sondern mehr. Das Mehr heißt: Ketose produziert Ketonkörper. Und die haben eine ganz eigene heilende Wirkung. Also zusätzlich zum Zuckerentzug.

- Die Grundlagenforschung der ketogenen Ernährung zeigt immer mehr, dass pharmakologische Komponenten erzeugt werden. Das bedeutet, dass wir mit dieser speziellen Ernährung etwas tun, etwas bewirken: Wir produzieren Medikamente im Körper.
- Der Ketonkörper Butyrat (Ihnen bereits bekannt), der in einer Ketose entsteht, wirkt extrem entzündungshemmend. Diese ent-

zündungshemmende Wirkung ist auf jeglicher molekularen Ebene bereits publiziert und eindeutig nachgewiesen.

- So geht zum Beispiel der Entzündungswert CRP nach unten; auch überschießende Entzündungszellen (Leukozyten) werden verringert.
- Das chronische Müdigkeitssyndrom (Fatigue) wird durch diese Ketonkörper gestoppt.
- Soeben wird erforscht und gefunden, dass Ketonkörper (Butyrat) epigenetisch typische Tumorgene verändern. Genauer: Sogenannte Tumorsupressorgene, also Gene, die das Tumorwachstum unterdrücken, werden durch Ketonkörper wieder angeschaltet.
- Deshalb beobachten wir, dass unter Ketose Krebszellen nicht mehr so schnell oder gar nicht mehr wachsen.

Der entscheidende Punkt ist »gar nicht mehr«. Und dann kann ein kompetentes Immunsystem den Rest erledigen. Die Schulmedizin nennt das dann eine Wunderheilung. Biochemiker lächeln zufrieden.

So viel zur eigenständigen Wirkung von Ketonkörpern. Genau aus diesem Grund ist Ketose deutlich besser bei der Tumorbekämpfung als einfaches No Carb. Aber auch das ist hilfreich.

Leukämie: Mit NEMs gegen Nebenwirkungen

Auch im Unglück gibt es manchmal ein paar Hoffnungsstrahlen. Lichtschimmer. Die einen vor völliger Verzweiflung schützen. Ich spreche hier über Chemotherapie. Sie wissen schon: Übelkeit, ständiges Erbrechen, Haarausfall, Kraftlosigkeit, eigentlich nur Elend und Leid. Das sei normal.

Ist es offenbar nicht. Denn es schreibt mir soeben eine junge Dame mit Leukämie. Festgestellt vor zwei Jahren. Die sich jetzt bedanken wollte. Und bei dieser Gelegenheit – handschriftlich – erklärt, dass sie die Chemotherapie *ohne jede Nebenwirkung* vertragen hätte. Und die Haare behalten hätte. Und das Allerbeste: Alle haben sich darüber gewundert. Ganz besonders die Ärzte.

15. »Sie haben ja immer noch Haare!«

»Als Erstes musste ich mir mal eine Rückenmarksbiopsie vom Halse halten. Ich hatte nämlich nachgebohrt. Daraufhin die Onkologin: Sie wolle nur wissen, ob diese Erkrankung in den Erbanlagen liege. Meine Antwort: ›Das sehen Sie doch in meinem Blut.‹ Da schaute mich die Onkologin an und sagte: ›Ich weiß.‹ Ich bin richtig sauer geworden!

Im Krankenhaus hat man mich nur ausgelacht, weil mein Tisch voll mit Vitaminen und Eiweißshakes stand. Die Oberärztin war dann der Clou. Sie sah mein Vitamin C auf meinem Nachttisch und sagte zu mir: ›Sie nehmen Vitamin C, da bekommen Sie doch freie Radikale.‹ Ich lachte und erwiderte: ›Ich bekomme keine freien Radikale, weil ich das Vitamin C einnehme.‹

Die Woche in der Klinik erlebte ich als Spott und Hohn. Mir war überhaupt nicht schlecht unter der Chemotherapie, ich war nur müde. Eine Krankenschwester kam am Tag der Entlassung zu mir und erkundigte sich, was ich gemacht hätte, denn ich würde aussehen, als hätte ich eine Kur genossen. Und während der ambulanten Chemotherapie (noch dreimal) empfing mich meine Ärztin immer mit den netten Worten: ›Sie haben doch noch immer Ihre Haare!‹ Also psychisch muss man schon sehr stabil sein, um das alles auszuhalten.

Heute war ich bei der Kontrolluntersuchung, Blutwerte sind okay. Meine Onkologin versteht es nicht, dass es so schnell ging.«

Auch gemerkt? Hier ging es nicht um Chemotherapie an sich. Bei Leukämie äußerst sinnvoll. Hier ging es um die Nebenwirkungen, die einfach nicht sein müssen. Was sich langsam herumspricht. Bis nach Neuseeland.

Dr. Mike Foster von der Klinik Integrated Health Options in Auckland und Antitra Carr vom Department of Pathology and Biomedical Science, University of Otago, Christchurch, dokumentierten 2018 einen spannenden Fall. Ein Fall, den ich Ihnen hier so ausführlich aufschreibe, um Ihnen zu zeigen, dass Heilungsgeschichten nicht zwingend etwas mit einer gewissen Praxis in Roth zu tun haben. Sie haben zu tun mit Molekularmedizin – und passieren überall, wo man sie eben praktiziert:

Eine 52-jährige Frau kam im Jahr 2014 mit Rezidiv in die Klinik. Ihre Leukämiediagnose hatte sie seit 2009. 2014 also Rückfall. Behandelt wurde sie mit Chemotherapie, im Anschluss dann intravenöse Vitamin-C-Therapie (zweimal wöchentlich 70 g/Infusion) als Alternative zur Stammzelltransplantation.

Ergebnis: Nach vier Wochen dramatische Verbesserung der Blutwerte. Erhöhung der Thrombozytenzahl um das Achtfache und der weißen Blutkörperchenzahl um das 14-Fache, weitere Verbesserungen in den folgenden 18 Monaten. Darüber hinaus deutliche und nachhaltige Verbesserung der gesundheitsbezogenen Lebensqualität. Die Patientin ist bis heute gesund geblieben. Keine Rezidive mehr.[26]

Nennen Sie es Wunder. Nennen Sie es Einzelfall. Ich nenne es: die Logik der Selbstheilung. Gib dem Körper, was er braucht. Dann passiert Heilung von selbst.

Prostatakrebs: Schneller Alarm dank PSA

Woher wir so genau wissen wollen, was der Körper braucht? Wir fangen seine Signale ein. Tatsächlich werfen wir ein Netz aus. Ein Netz mit möglichst kleiner Maschengröße (könnte man immer noch verbessern), in dem sich hoffentlich viele (alle?) Abweichungen und Besonderheiten Ihrer Organfunktionen, der Biochemie Ihres Körpers verfangen. Dieses Netz nennt sich: große Blutanalyse. Und zeigt möglicherweise

- fehlende Elektrolyten (die Kationen Natrium, Kalium, Kalzium und Magnesium, die Anionen Chlorid, Bikarbonat und Phosphat), die Herzrhythmusstörungen zwanglos erklären. Leichte Abhilfe.
- eine eingeschränkte Nierenfunktion, die deutliche Einschränkung der Lebensqualität mit sich bringt. Da muss man aufpassen.

- Fehler im Aminogramm (Arginin, Isoleucin, Leucin, Valin, Lysin, Methionin, Phenylalanin, Threonin, Tryptophan, Histidin), die fehlende Lebensfreude und Lebensenergie auslösen können.
- und Mangel an Vitaminen wie Vitamin C, Zink, Magnesium, Mangan, Folsäure und Vitamin B_6, dem Engpass bei der Herstellung Ihres Antriebshormons Dopamin, Ihres Glückshormons Serotonin.

Verstanden? Wir nehmen – im Unterschied zur Normalpraxis – eben nicht *gezielt* Blut ab. Da vermutet der Arzt eine Leberstörung und bestimmt die Leberwerte. Zunächst völlig richtig. Nur kann diese Abweichung vielerlei Gründe haben, die ihm dann natürlich entgehen.

Wir werfen deshalb ein Netz aus. In dem sich möglichst viele dieser Gründe verfangen und sichtbar werden. Damit wir Krebs nicht übersehen. Nur so als Beispiel. Oft gelingt das, wie folgende Geschichte zeigt:

16. PSA gibt die Antwort

»Dank Ihrer schnellen Antwort Anfang Juli haben wir eine klare Antwort auf die quälende Frage bekommen, warum mein Mann fast 20 kg in gut einem Jahr verloren hat.
Tatsächlich war es Prostatakrebs. Übrigens waren wir vorher bei zehn Fachärzten. Keiner konnte es klären.«

Den Hinweis auf Prostatakrebs finden wir automatisch. Ist nämlich Teil dieses Netzes. Ob Sie wollen oder nicht. Und genau das unterscheidet uns von normalen Facharztpraxen. Die suchen gezielt. Gewichtsabnahme? Vielleicht hat er eine Depression? Vielleicht funktioniert die Bauchspeicheldrüse nicht? Da wird gesucht, gesucht, gesucht.

Wir werfen unser Netz aus. Da wird sich's schon verfangen. So geschehen. Der Tumormarker Prostata (Fachbegriff »Prostataspezifisches Antigen«, kurz PSA) wird für jeden männlichen Patienten bestimmt.

Zehn Fachärzte hatten diesen Wert übersehen. Hatten PSA nicht mitbestimmt. Das Prostatakarzinom nicht rechtzeitig gefunden. Einen Tod riskiert.

Nun gibt es auch Fachärzte, die auf erhöhtes PSA achten. Nur aber leider nicht wissen, wie sich der Wert drücken lässt. Dieser Patient hat es herausgefunden – lesen Sie selbst. Vielleicht kennen Sie die Geschichte bereits aus meinen News? Bin soeben darauf gestoßen und erzähle Ihnen diese ungewöhnliche Story gerne noch einmal:

Es geht um einen 50-jährigen Mann, der regelmäßig zum Urologen geht. Wie sich das gehört. Vorsorgeuntersuchung. Der wieder einmal dort war und zwei Tage später dann den Anruf des Arztes bekommt:

Arzt: »Lieber Patient, was Sie auch machen, machen Sie es weiter.«

Patient denkt: »Was meint denn der?«

Arzt: »Also … als Sie vor acht Jahren das erste Mal bei mir waren, war Ihr PSA bei 2,2 – nicht schlimm, aber 2,2 (gefährlich wird's ab 4). Vor zwei Jahren dann war er nur noch bei 1,9, also gesunken, und jetzt nur noch bei … 1,6!! Und … das Testosteron ist im gleichen Zeitraum deutlich angestiegen.«

Patient: Denkt kurz nach über diese hocherfreuliche Nachricht, der böse Wert gesunken, der gute Wert angestiegen, erzählt dem Arzt etwas von Omega 3 und Co.

Reaktion Arzt: »Ja, dann …«

Patient: »Und wieso erzählen **Sie** mir das nicht …?«

Hintergrund: PSA war gesunken, war besser geworden. Einfach so. Höchst ungewöhnlich. Sie wissen: Mit wachsendem Alter steigt der PSA-Wert, weil die Prostata wächst, weil immer mehr – völlig normal – krebsige Zellen in ihr auftauchen. Und das wertvolle Testosteron, der innere Antrieb, der Elan, die Lebenslust waren gestiegen. Wie kommt das?

Dahinter stecken die regelmäßige Einnahme von Omega 3 und Co., regelmäßiges Laufen, regelmäßige Meditation. Genauso praktiziert von diesem Patienten. Mit »und Co.« sind übrigens gemeint:

- Glutathion,
- Selen und
- Zink.

Glutathion: Beginnen wir am Kühlregal. Molkeneiweiß enthält relativ viel Cystein, Casein tut das nicht. Und Cystein ist ein notwendiger Baustein für Glutathion. Das in der Zelle angehäufte Glutathion schützt die Zelle vor dem Zelltod.

Was das mit Prostatakrebs zu tun hat: Bei Prostatakrebs findet man regelmäßig eine Zellschädigung durch eine Ansammlung von intrazellulären freien Radikalen (ROS). Also schließt man: Wenn Glutathion diesen Zellschaden ursächlich verhindert, kann es auch gegen Krebs schützen.

Selen: Unter 974 urologisch unauffälligen Männern, die 4,5 Jahre doppelblind, placebokontrolliert mit 200 µg Selen versehen wurden, fand sich eine Verringerung der Prostatakrebshäufigkeit um
63 Prozent (!).

Hat man genauer nachgeguckt, nur die Patienten ausgesucht mit einem Anfangs-PSA-Wert kleiner als 4 mg/ml (also völlig normal), wurde Prostatakrebs in nur zwei Jahren um 74 Prozent (!!) verhindert. Die Arbeit steckt voller interessanter Kleinigkeiten:

- Der mittlere Selenspiegel im Blut dieser Patienten war 115 ng/ml. Das nannten die relativ tief. Ein Staat an der Ostküste der USA.
- Nach Gabe von 200 µg Selen stieg der Spiegel auf etwa 190 ng/ml (erreicht niemand von Ihnen, liebe Leserinnen, lieber Leser). Da also trat die Wirkung ein.
- Das nannten die »adäquat«. Es gibt Staaten in den USA, in denen automatisch genau dieser Spiegel erreicht wird. Stichwort Bodenqualität.
- Zur Erinnerung: Mittelwert in den USA 160 ng/ml, in Kanada 190 ng/ml, in Guatemala 240 ng/ml. Erzählt uns die WHO.

War der Ausgangsspiegel von Selen besonders tief, nämlich unter 106 ng/ml, wurde Prostatakrebs sogar um 92 Prozent verhindert. Also praktisch völlig ausgerottet. Dahinter steckt das einleuchtende Prinzip: Hast du anfangs sehr wenig von der rettenden, heilenden Substanz, dann hilft die Gabe ganz besonders stark.[27]

Das dürfte wohl für jedes NEM gelten. Erklärt andererseits, warum andere Studien mit Selen keine positive Wirkung gezeigt haben. Liest man nach, war der Ausgangswert von Selen schon deutlich über 130 ng/ml. Und bei diesem Grenzwert tritt die Anti-Krebs-Wirkung ja ein. Was also sollte sich dann noch verbessern? Dennoch werden solche Studien gemacht. Schrottstudien von vornherein.

Also: Selen auf den Einkaufszettel schreiben. Kaufen. 200 µg Selen täglich einnehmen.

Zink: Wussten Sie, dass in Prostatagewebe 10- bis 15-mal mehr Zink gespeichert wird als in jedem anderen Organ des Körpers? Und dass im krebsig entarteten Prostatagewebe 68 Prozent weniger Zink enthalten ist, verglichen mit gesundem Prostatagewebe?

Daraus schloss man, dass Zink etwas ganz Entscheidendes mit der Entwicklung von Prostatakrebs zu tun haben müsste. Nun ja, kann man ja an Zellkulturen erforschen:

- Zink reduziert Entzündungsstoffe wie Zytokine, die Krebsentstehung beschleunigen.
- Zink verhindert die Neubildung von Blutgefäßen, die der Tumor unbedingt braucht, um sich zu ernähren.
- Zink induziert die Apoptose, also den Untergang von Krebszellen.

Hinweise aus dem Reagenzglas. Aus der Zellkultur. Und was heißt das jetzt im täglichen Leben? Nun, genau das, was wir erwarten: Über 15 mg Zink (als Kapsel) reduzierte die Wahrscheinlichkeit, einen ausgeprägten, fortgeschrittenen Prostatakrebs zu bekommen, um 66 Prozent (*Nutr. Cancer* 2009; 61(2):206). Zinkreiche Ernährung verringerte die Wahrscheinlichkeit, an Prostatakrebs zu sterben, um 36 Prozent, gleichzeitig verringerte zinkreiche Kost das Auftreten von frühem Prostatakrebs um 76 Prozent (*Am J Clin Nutr.* 2011 MAR; 93(3):586).

Zink? Da brauchen Sie längst keinen Arzt mehr. Finden Sie in jedem Supermarkt. Oft in Kombination mit Vitamin C. Eine grundsätzlich gute Idee.

Vorher!

Wenn Sie im Formel-1-Auto mit 300 km/h auf die Kurve zurasen, müssen Sie irgendwann bremsen. Sollten Sie mit dem Bremsen in der Kurve beginnen, würden Sie Schiffbruch erleiden. Wann Sie bremsen sollen? Ein Vettel würde lächeln: Vorher! Eigentlich selbstverständlich.

460 000 von Ihren Mitmenschen warten dieses Jahr wieder mal, bis sie schon in der Kurve sind. Bevor sie bremsen. Will sagen: Bekommen Krebs. Und fangen dann an, sich emsig zu bemühen: Lassen sich operieren, Chemotherapie, Bestrahlung, Immuntherapie usw. Bei der Hälfte der Betroffenen geht das schief.

In einer Metaanalyse, also der Auswertung von vielen Arbeiten, konnte Rainer Klement schon 2016 zeigen, dass Mäuse, denen man Tumorzellen eingeimpft hat, leider kaum von ketogener Diät profitierten. Wenn die Diät erst am Tage der Krebsimpfung begonnen wurde.

Hatten die Mäuse allerdings schon vorher von Ketonkörpern gelebt, dann waren sie deutlich besser geschützt gegen den eingeimpften Krebs. Was lernen wir? Vettel hat recht. Bremsen musst du vor der Kurve, nicht in der Kurve.

Zunehmend kombiniert man. In einer Übersichtsarbeit beschreibt Klement 2019,[28] wie bei der Krebsbekämpfung ketogene Diät kombiniert wird mit Radiotherapie, Chemotherapie, Sauerstoffüberdruck-Behandlung. Und prompt lassen sich erste Erfolge zeigen.

Kurzes Nachdenken zeigt uns natürlich, dass dieses Prinzip der Kombination schon immer gegolten hat. Wenn der Krebspatient sowieso Läufer war, sowieso genetisch korrekt gegessen hat, wird ein jetzt zusätzlicher Reiz, die Ketose, hilfreicher sein als bei einem übergewichtigen, sitzenden, rauchenden Patienten.

Es wirken immer mehrere Faktoren zusammen. Genau deshalb findet man manchmal ja auch Wunderheilungen allein durch Ketose. Dieses »allein« stimmt eben nicht. Diese Patienten haben irgendetwas anders schon vorher richtig gemacht.

? SCHON GEWUSST?

Nach dem Rauchen ... dick?

Immer wieder kommen Patienten zu mir in die Praxis, die es geschafft haben, sich das Rauchen abzugewöhnen. Gratulation! Die dann aber mehr zunehmen. Typisch: Im ersten Jahr 3 Kilo, in den folgenden fünf Jahren mehr als 10 Kilo. Warum? Übergewichtige Menschen haben eine andere Verteilung von zwei wesentlichen Bakterienarten im Darm, den Bacteroidetes und Firmicutes. Wer mit dem Rauchen aufhört, verändert seine Darmflora oft so, dass Nahrungsenergie besser verwertet wird. Deshalb die Gewichtszunahme. Was hilft? Viel Gemüse hilft, den Darm wieder aufzupäppeln. Tryptophan wirkt gegen Heißhunger. Ausdauersport kurbelt die somatische Intelligenz an. Und dann gibt es noch eine Methode, die überhaupt nichts kostet: Fasten!

Ein ziemlich banales Prinzip. Und je mehr Sie vorher richtig gemacht haben, desto größer ist Ihre Chance.

Bringt uns erneut zum »Vorher«: Warum denn nicht vorher schon Läufer werden, auf Kohlenhydrate verzichten, viele Antioxidantien schlucken und meditieren (Stress abbauen). Wenn es Sie dann trotzdem erwischt, haben Sie eine ganz andere Chance als der Unvorbereitete. Eine Chance auf Heilung.

Noch einmal: Weshalb fangen Sie nicht im Moment an? Stehen vom Stuhl auf und rennen los? Denn … Sie wissen:

Vorher!

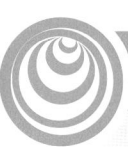

AUF EINEN BLICK

- **Risiko runter:** Die einfachste Form der Krebsprävention besteht darin, vieles nicht zu tun: nicht rauchen, kein Übergewicht anfuttern, Gifte und schädliche Strahlen vermeiden, sich nicht chronisch unter Stress setzen.
  Stattdessen: gesunde Ernährung mit viel frischem Gemüse, Obst und allen wichtigen Aminosäuren, bewegtes Leben und entspanntes Denken.
  Jegliches Krebsrisiko lässt sich drücken durch optimale Versorgung mit den Vitaminen C, D, E, außerdem mit Carotinoiden (sehr wichtig: immer in Kombination mit Vitamin C), Kalzium und Selen. Warum Selen? Weil wir uns mit unseren selenarmen Böden hierzulande nicht auf eine natürlich ausreichende Versorgung verlassen können.

- **Brustkrebs:** Alkohol plus Rauchen erhöht das Krebsrisiko massiv, auch das Risiko für Brustkrebs. Tumore in der Brust werden auch begünstigt durch Vitamin-D-Mangel. Das Risiko lässt sich drücken mit Vitamin-D-Einnahme in Kombination mit optimaler Kalziumversorgung. Hohe Vitamin-C-Gaben sind dreifach sinnvoll: Sie unterstützen das Immunsystem, den Heilungsprozess und auch das Gesundbleiben im Anschluss an die Krebstherapie.

- **Darmkrebs:** Ein ungesunder Lebensstil – Bewegungsmangel, Fast Food, Alkohol, Rauchen, Stress – erhöht das Risiko für Darmkrebs. Forscher diskutieren auch den Zusammenhang zwischen zu wenig Vitamin B_6 und Darmkrebs. Eine ausreichende Versorgung mit Folsäure, mit Kalzium und mit Vitamin A in Kombination mit C senkt das Darmkrebsrisiko. Wichtig: *Eisenmangel* kann ein Anzeichen für einen bisher nicht entdeckten Darmkrebs sein.

- **Prostata:** Das Prostatakrebsrisiko lässt sich signifikant senken durch die Vitamine A und E in Kombination mit Vitamin C. Mehrere Metaanalysen bestätigten außerdem den positiven Einfluss von Omega-3-Fettsäuren. Gut zu wissen: Hohe Spiegel von Lycopin im Blut wirken sich positiv auf den PSA-Wert aus. Wichtigste Lycopinquelle in unseren Breitengraden: Tomaten!

- **Verträglichkeit der Krebstherapie:** Während der Krebsbehandlung kann optimale Ernährung den Heilungsprozess fördern und die Nebenwirkungen schulmedizinisch notwendiger Behandlungen reduzieren. Empfehlenswert sind insbesondere Vitamin C, D und E, außerdem Selen, Omega-3-Fettsäuren, L-Carnitin und Melatonin. In Fachkreisen diskutiert wird eine bessere Verträglichkeit von Bestrahlungen mithilfe des Coenzyms Q_{10}.

- **Ketose:** Ketose ist nicht nur No Carb, sondern mehr. Ketose produziert Ketonkörper, von denen eine heilende Wirkung ausgeht. Wichtig zu wissen: Die Bildung und Nutzung von Ketonkörpern ist keine extreme »Wunderdiät«, aber auch kein »schädliches Not- und Hungerprogramm« und schon gar kein metabolischer Super-GAU, sondern ein normaler körperlicher Vorgang, der nach Bedarf zu- und abgeschaltet werden kann. Im Rahmen einer Krebstherapie kann ketogene Ernährung unterstützend wirken. Natürlich nur dann, wenn nicht einfach kein Mehl und Zucker mehr gegessen wird, sondern zusätzliches gesundes Fett. Und wenn auch Vitamine, Mineralien und Co. nicht gestrichen werden.

Stark, schnell, flexibel: Bewegungsapparat und körperliche Fitness

Man merkt's ja gar nicht. Solange man gesund und munter ist, rücken die ständigen Leistungen von Muskeln und Bindegewebe, von Gelenken und Knochen überhaupt nicht in den Fokus. Doch wehe, da reißt ein Meniskus. Wehe, da bricht ein Knochen.

Schmerzen sind das Schlimmste, hatte ich Ihnen einmal gesagt. Oliver Sacks, der kürzlich verstorbene hochberühmte britische Neurologe, war der gleichen Meinung. Seine Schmerzen waren »schlicht und einfach überwältigend«. Haben ihm zufolge eine »Qualität von Agonie, Angst und Schrecken« gehabt. Kann ich ihm nur die Hand schütteln. Kenne ich alles selbst.

Muskeln:
Lücken füllen – und zurück ins Leben!

Deshalb habe ich Verständnis für Sie. Wenn Sie mir von »höllischen Schmerzen im Becken, in den Hüften, im Unterbauch bis in den Penis berichten«. Höllische Schmerzen. Da hör ich zu.

Folgender Patient war bereits bei vielen Ärzten: Der Urologe sprach von Nervenschmerz. Gefunden hat er nichts. Der Orthopäde zuckte nach CT und nach Kernspin mit den Schultern. Der Osteopath bemühte und bemühte sich. Doch die Schmerzen blieben. So kam er schließlich zu mir.

Seine Blutuntersuchung zeigte zu meiner großen Erleichterung ein völlig intaktes Aminogramm. Aber kein Vitamin D. Ich setzte mich hin und schrieb ihm folgende Zeilen: »Ihr Vitamin D liegt bei nur 25. Soll 40 bis 80 sein. Anmerkung: Ein Wert 70 bis 80 befreit oft von unerklärlichen Schmerzen.« Die Zeilen losgeschickt … Und drei Tage später erreichte mich die folgende Mail:

17. *Gut gelaunt und kraftvoll*

»Meine Schmerzen sind nach sieben Monaten Leiden endlich weg, komplett verschwunden. Und das nur zwei Tage nach dem Beginn der Einnahme von Vitamin D und Magnesium. Es ist wie ein Wunder! Habe heute seit Monaten wieder voll im Fitnessstudio trainiert. Ich kann es kaum glauben! Schon lange habe ich mich nicht mehr so gut gelaunt und kraftvoll gefühlt.«

Volltreffer. Ein Wunder? Nix Wunder. Molekularmedizin. Der felsenfeste Glaube an die Physik. An die Naturwissenschaft. Stimmen Ihre Blutwerte, ist Ihr Körper in der Lage, sich selbst zu helfen. Das ganze Geheimnis.

Hier war das Geheimnis die einmalige Einnahme von 60 000 I. E. Vitamin D. Erinnern Sie sich, was die Deutsche Gesellschaft für Ernährung (DGE) empfiehlt? 800 I. E., mehr dürfen's am Tag nicht sein. Nun ja. Ich sehe das anders. Und am Schluss blieb bei diesem Patienten dann auch noch …

»… die Frage offen, warum kein Arzt seit März auf die Idee kam, Blut abzunehmen.«

Beckenbodenrettung zwischen NEM-Regal und Muckibude

Zu vielen Themen gibt es wenige Ideen. Über den Beckenboden zum Beispiel denkt eigentlich niemand von uns nach. Interessant wird er erst dann, wenn man leider spontan Wasser lässt. Immer ein bisschen. Frauen gehen dann zum Gynäkologen, und der findet eine »Senkung«.

Die Gebärmutter wird nicht mehr fest genug gehalten, rutscht nach unten und drückt auf die Blase. Abhilfe? Typische Antwort: Operation.

Genau davon berichtet mir eine Patientin per Mail. Vor Jahren ertrug sie bereits eine »Straffungs«-Operation am Uterus, dennoch hatte sie immer noch Schwierigkeiten mit dem »schwachen Beckenboden«. Heißt ganz praktisch und noch einmal: Der Urin kann nicht immer sicher gehalten werden. Mmmh. Wie hilft man?

Muskeltraining. Glaubte auch diese Patientin. Ging zum Fitnessstudio. Einverstanden. Nur blieb der Erfolg aus. Leider, wie so oft, wenn man sich nicht die Tricks der Bodybuilder abschaut. Denn die wissen um die Bedeutung von Testosteron und Wachstumshormon, den beiden Anabolika. Die kümmern sich um diese zwei Hormone:

- **Testosteron** steigt mit Eiweiß, Zink, Meditation in Kombination mit Krafttraining.
- **Wachstumshormon** steigt durch Proteinzufuhr. Wird außerdem stimuliert durch einen niedrigen Insulinspiegel – also Low oder No Carb, vor allem beim Abendessen. Wachstumshormon steigt durch Ausdauersport und Krafttraining und wird umso leichter freigesetzt, je weniger Körperfett wir haben. Und: Ein Glas Wein unterdrückt den Ausstoß von Wachstumshormon um rund 70 Prozent.

Sie als Laie sollten wenigstens davon wissen und die Tricks kennen, beide Anabolika natürlich zu stimulieren. Mit Nahrungsergänzung. Dann erst lohnt Muskeltraining. Woher wir das wissen? Aus dieser Mail:

18. Endlich wieder dicht

»Überraschend kurz nach der Einnahme der NEMs stellte sich eine herrliche Festigkeit in der Bauch- und Beckenbodenmuskulatur ein. Ich entdeckte Müskelchen, von deren Existenz ich bisher keine Ahnung hatte. Der Uterus gewann an Stabilität, keine Verschlussprobleme mehr.«

Also gewonnen. Erst operiert. Kein Erfolg. Dann Training im Fitnessstudio. Kein Erfolg. Jetzt NEMs plus Training, siehe oben. Haben wir alle etwas gelernt. Auch ich. Und natürlich folgt noch ein Übrigens. Ein wunderschönes Sätzchen. Im Original:

»Übrigens: Ich konnte meine persönliche Laufleistung steigern – na ja, oldtimermäßig.«

Das letzte Wörtchen übersetze ich Ihnen mal: Die Dame ist 70 Jahre alt. Die kannte den Satz von Professor Pette: Auch die 80-jährige Muskelzelle weiß nicht, dass sie 80 ist. Sie ist genauso trainierbar wie die 20-jährige.

Neu dazugelernt haben wir soeben, dass NEMs auch hier offenbar unverzichtbar sind. Logisch. Ein Muskel kann durch Reiz, durch Training selbstverständlich nur dann wachsen, wenn alle nötigen Substanzen vorhanden sind. Also wesentliche essenzielle Stoffe. 47 an der Zahl. Schenken Sie die Ihren Muskeln, schenken Ihnen die Muskeln Ihr Leben zurück.

Bindegewebe: Chronische Schmerzen? Weg!

Wenn ein Patient über Schmerzen in den Armen klagt, in den Hüften, im Kreuz, besonders im Steißbein, in den Knien, kurz überall, dann heißt aus schulmedizinischer Perspektive die Diagnose meistens: Bandscheibenvorfall. Frage ich: So einfach? Wirklich?

Bandscheibenvorfall oder Weichteilrheuma? Nix davon.

So auch dieser Patient. Er lehnt die Operation ab. Macht einfach weiter. Doch seine Versuche, sich zu bewegen, sind stark eingeschränkt. Maximal drei Kilometer am Stück. Dann wird der Schmerz zu übermächtig. So wird er vorstellig bei Orthopäden, bei Rheumatologen, bei Neurologen. Niemand kann helfen.

Also Blutanalyse in Roth. Ergebnis: keine Entzündung, kein Rheumafaktor. Immerhin. Allerdings, ich zitiere aus dem Brief an diesen Patienten: »Ihr Aminogramm besteht praktisch nur aus Defiziten und Schwachstellen. Nennt man üblicherweise Burnout. Ein typisches Bild bei Fibromyalgie.«

Heißt übersetzt: Weichteilrheuma.

Bitte beachten Sie: Auch ich weiß wenig über Fibromyalgie und ähnliche Etiketten. Ich weiß nur das, was ich gemessen habe. Die Basis des Lebens, das Aminogramm, zeigte katastrophale Werte. Was kann man dann von diesem Körper erwarten? Wie soll der Muskeln bauen, wenn er nix hat zum Bauen? Und was passiert, wenn man dem Körper sein übliches Baumaterial zurückgibt?

19. Wieder schmerzfrei

»Nun sind vier Wochen vorbei, und ich kann mich nur bei Ihnen ganz herzlich bedanken!! Nach zwei Jahren Schmerzen und Physiotherapie, manueller Therapie und Osteopathie sowie zahlreichen Arztbesuchen bin ich endlich wieder schmerzfrei.
Meine Muskeln fühlen sich beweglich und belastbar an. Ich kann wieder meine Spaziergänge machen, ohne Angst haben zu müssen, am nächsten Tag mit starken Schmerzen aufzuwachen.
Die bleierne Müdigkeit ist vorbei, und mein Leben macht mir wieder Spaß. Zudem kommt die Erkenntnis, dass ich großes Glück habe, dass Sie mir den Weg zu einer gesunden Ernährung gezeigt haben.«

Wir hätten Grund genug, uns über das Wort »Nahrungsergänzungsmittel« zu ärgern. Was wird denn da überhaupt *ergänzt*? Es geht hier ja nicht um eine *ergänzende* Schleife ums Geschenk. Es geht ums Geschenk selbst. Ums Leben. Da wird nur eine Grundlage gelegt. NEM ist Nahrung. Macht Leben erst möglich.

Oft nicht nur das Leben des einen Patienten. Sondern auch das derjenigen Menschen, die von ihm abhängen. Kinder. Lesen Sie selbst:

Trotz Lupus: Raus aus dem Rollstuhl

Kranke Menschen leben selten allein. Wir sind in der Regel sozial eingebunden. Und das kann auch bei Erkrankten bedeuten, dass andere Menschen von ihnen abhängen. So wie hier zwei Kleinkinder von ihrer Mutter. Die leider auf den Rollstuhl angewiesen ist.

Mir ein unerträglicher Gedanke. Aus dem schlichten Grund, weil ich auch in der Medizin stets das Gute voraussetze. Weil ich wirklich und wahrhaftig glaube, dass jeder Arzt sich aus Kräften bemüht. All das einsetzt, was er gelernt hat. Helfen möchte. Gerade in einer solchen Situation. Es aber nicht schafft.

Davon handelt die nächste Heilungsgeschichte. Sie ahnen, worauf ich hinauswill: Dieser Arzt schafft es nicht. Der Rheumatologe schafft es nicht. Das Krankenhaus schafft es nicht. Die Uniklinik schafft es nicht.

Und dann schaffen Sie es selbst.

Schreibt mir also die junge Mutter, dass »Ihre Kollegen da draußen nicht recht haben, indem sie resignieren, Dr. Strunz!«. Ich hatte das einmal angedeutet. Ein Arzt darf einfach nicht resignieren. Dann wäre er falsch am Platz. Im Einzelnen:

20. Rollstuhl

»Im April war ich bei Ihnen. Wusste nicht mehr weiter mit meinem systemischen Lupus erythematodes, meiner rheumatoiden Arthritis, Fatigue etc. Mein Körper hatte im Januar innerhalb von vier Tagen komplett versagt, die Schmerzen haben mich nicht nur in die Knie, sondern auch in den Rollstuhl gezwungen, und das mit zwei Kindern. Was ich in den Monaten danach mit meinen neuen Diagnosen und der Schulmedizin erlebt habe, schreit zum Himmel.

Als ich zu Ihnen kam, hatte ich also bereits sieben Monate auf Kohlenhydrate verzichtet und bin jeden Morgen 30 Minuten immer noch sehr quälend gelaufen, hatte allerdings damit schon große Erfolge, also viel weniger Schmerzen.

Aber trotz des Verzichts auf KH und des täglichen Laufens war mit mir noch irgendwas ganz im Argen. Der Beweis dann Ihre Blutanalyse. Vielen Dank, kann ich nur sagen. Plötzlich hatte ich meinen körperlichen Zustand schwarz auf weiß vor mir liegen, und obwohl dieser wirklich schlecht war, fühlte es sich toll an, denn mit Ihren direkten Erklärungen habe ich nun endlich verstanden, was bei mir nicht stimmt.

Ich habe meine Defizite aufgefüllt und kontrolliere nun selbstständig (!) im Labor meine Werte.

Was ich eigentlich sagen wollte, ist, dass Sie mir wieder Leben eingehaucht haben bzw. die essenziellen Substanzen, die mir fehlten. Die ketogene Ernährung war übrigens anfänglich wirklich kein Spaziergang. Ich bin viele Monate mit schlimmen Entzugserscheinungen durch die Hölle gegangen, und doch habe ich jetzt nach fast zwei Jahren Verzicht auf KH und täglichem Laufen ein neues Leben begonnen. Was für ein tolles Gefühl.

Ich habe mich lange gefragt, ob mich die Mediziner hier in Berlin, der Hauptstadt, hätten sterben lassen?!?«

Was muss die Frau gelitten haben. Wie muss es in dem Seelchen ihrer Kinder aussehen, die das ja miterleiden. Die Patientin glaubt wirklich, man hätte sie dort in Berlin auch sterben lassen. Das sagt man nicht einfach so.

Auch bei schweren Fällen: Wunder sind möglich

Aus schulmedizinischer Sicht ist systemischer Lupus erythematodes (SLE) für die meisten Betroffenen eine Diagnose mit Todesurteil. Der Tod durch diese Autoimmunerkrankung bahnt sich über Jahre oder Jahrzehnte an. Zumeist in Schüben. Jeder Tag ist von Schmerzen, vor allem in den Gelenken, Hautausschlägen, chronischer Müdigkeit und Schleimhautentzündungen überschattet. Viele müssen sich Blutwäschen unterziehen: Dialyse. Weil die Niere kaputtgeht. Dazu kommen Herz- und Gefäßerkrankungen, Entzündungen des Rückenmarks und des Sehnervs, hohe Anfälligkeit für Infektionen und Krebs. Leben? Geht eigentlich anders. Schulmedizinisch lässt sich die Erkrankung nicht behandeln, weder bei Kindern noch bei Erwachsenen.

In Deutschland leiden rund 30 000 Menschen an dieser schweren entzündlich-rheumatischen Bindegewebserkrankung, die meisten von ihnen sind Frauen, die zwischen ihrem 30. und 40. Lebensjahr die Diagnose erhalten. Und obwohl mittlerweile Studien vorliegen, die die Unwirksamkeit von MTX (Methotrexat) beweisen, werden etliche Patientinnen immer noch damit behandelt. Also mit einem Mittel, das erstens vielen nichts bringt und zweitens oft schwere Nebenwirkungen hat.

Das Medikament schwächt das Immunsystem, in der Hoffnung, dass es dann weniger der körpereigenen Strukturen angreift. Doch der Mensch braucht das Immunsystem. Wenn seine Schlagkraft künstlich reduziert wird, wird er insgesamt immer schwächer.

Was also tut unsere Patientin? Wirft MTX in die Tonne. Streicht alle entzündungsfördernden Stoffe, allem voran die Kohlenhydrate. Tut alles Mögliche gegen Entzündung: Unmengen an Fischöl (Omega 3), Magnesium, Proteinen und Vitamin D. Erholt sich. Nach sieben Monaten kommt sie in die Praxis, und wir finden immer noch auffallende Mängel, besonders im Aminogramm und beim Magnesium. Sie füllt auf. Sie erholt sich weiter. Dann setzt sie sich in Ruhe hin und schreibt einen ausführlichen Brief:

»Dafür, dass ich ›sehr schwer krank bin, und das unheilbar‹ (Aussage eines Arztes), geht es mir außerordentlich gut, und ich nehme seit über einem Jahr keine Medikamente mehr. Mein Ziel ist nun die vollständige Heilung meiner Autoimmunerkrankung.«

Sie lebt! Ihr geht es gut! Schulmedizinisch ist das ohne Medikamente nicht vorgesehen. Doch wer sagt, dass sich man sich an die schulmedizinischen Prognosen halten muss? Die tapfere junge Frau zeigt, dass es anders geht.

Zeigt es uns. Und ihren Kindern.

Gelenke: Raus aus der Schonhaltung

Ob nun Arthrose oder nicht, ob nun Schmerzen deshalb oder nicht: Frohmedizin kniet sich ungern in die Pathogenese hinein, fragt also nicht lange nach Entstehung und Entwicklung einer Krankheit. Die Frohmedizin schaut auf mögliche Wege zur Gesundheit, auf Heilung – heißt Salutogenese. Aus einem ganz einfachen Grund:

»Energy flows where attention goes.«

In der Praxis bedeutet das: Wir konzentrieren uns nicht aufs Jammertal. Sondern auf den Weg da raus. Was für die meisten von Ihnen bedeutet: Fußweg. Laufen. Dem Schmerz davonlaufen.

Laufen gegen Arthrose

Die häufigste Entschuldigung für das Nicht-laufen-Können sind Ihre Knieschmerzen. Fast immer Arthrose. Der Vorgang ist ganz einfach: Sie haben Schmerzen, gehen zum Orthopäden, werden geröntgt, und siehe da: Arthrose. Als ob das nicht praktisch jeder hätte. Die Arthrose.

Und dann glauben Sie, nicht joggen zu können. Sitzen bleiben zu müssen. In völliger Unkenntnis der Tatsache, dass Arthrose durch Sitzenbleiben, nicht durch Laufen entsteht. Arthrose ist eben keine *Verschleißerscheinung*, wie seit Jahrzehnten von der deutschen Orthopädie behauptet wird. Sondern eher so etwas wie eine *Verrostungserscheinung*. Sie wissen schon: Wer rastet …

Doch laufen mit Arthrose ist möglich. Funktioniert. Kann jeder. Wie folgender Brief zeigt:

21. »Keine Klötze mehr an den Beinen«

»Bei meinem letzten Besuch bei Ihnen haben Sie mich mit Ihrer Aussage, dass jeder laufen kann (auch mit Arthrose in den Knien), so motiviert, dass ich es ausprobiert habe. Anfangs nur ab und zu, seit Weihnachten regelmäßig drei- bis fünfmal die Woche (Nüchternlauf) jeweils 30 Minuten. Zwischendurch auch mal 50 Minuten bis zu einer Stunde, je nach Zustand meiner Knie. Ich bin total begeistert, da mir doch jeder Arzt das Gegenteil sagte. Von Anfang an Vorfußlauf und seit Februar mit Five Fingers. Das war von Anfang an super, endlich keine Klötze mehr an den Beinen, ein richtig befreites Laufen.«

Die Dame ist total begeistert. Jeder Arzt hat ihr das Gegenteil erzählt. Aber freilich hat die Dame mitgedacht. Sie hat langsam, im Intervall begonnen. Die Technik, die Gebrauchsanleitung dazu könnten Sie nachlesen in dem Büchlein »77 Tipps für ein gesundes Herz«. Und außerdem hat die Dame sich gleich überlegt, dass das Aufknallen auf der Ferse ihren beschädigten Knien wahrscheinlich nicht guttut. Noch nie gutgetan hat. Dass der Mensch einen federnden Vorfuß hat, der jede Erschütterung vom Knie wegnimmt.

Und natürlich wusste die Dame von Gelatine und Vitamin E. Und wusste, dass neuer Knorpel nur aus Aminosäuren, also aus Eiweiß entstehen kann. Also hat sie – klug – sich täglich einen Eiweißshake gegönnt. Korrektur: nicht sich, sondern dem Knie.

Wenn Sie's so wollen: Knorpel ist Gelatine. Zahlreiche wissenschaftliche Studien zeigen (in vitro, in vivo, klinische oder über Bioverfügbarkeit), dass gegessene Gelatine den Abbau von Knorpel hemmt und Schmerzen lindert. Kurz und gut: Gelatine ist wirksam gegen Arthrose. Wenn in der richtigen Menge (z. B. 10 Gramm) über lange Zeit eingenommen. Warum so lange? Klar: Der Abbau hat ja auch viele Jahre gedauert.

SCHON GEWUSST?

Warum Schmerzmittel nicht harmlos sind

Rheuma, Arthritis, Prellung und Quetschung sind Entzündungen – und die registriert der Körper als Schmerz. Sinnvoll. Schmerz zeigt, dass etwas im Körper nicht stimmt. Natürliche Reaktion ist Ruhe so lange, bis die Schmerzen abnehmen. Bei Prellungen oder Zerrungen funktioniert das, da heilt das Gewebe von alleine. Bei Rheuma oder Arthritis funktioniert das nicht, zumindest nicht so schnell. Da braucht es lange, bis die Trias aus Ernährung, Bewegung und Denken Wirkung zeigt.

Um Leiden zu lindern, verschreibt man Ihnen *Diclofenac*. Das ist ein Wirkstoff, der in vielen Schmerzmitteln vorkommt, die bei Rheuma, Prellungen, Arthritis oder Zahnschmerzen eingesetzt werden. Aber nicht, um Sie zu heilen.

Diclofenac heilt entzündete Zellen nicht. Kann es nicht. Stattdessen hemmt der Wirkstoff eines der Enzyme, das für die Herstellung des Gewebehormons zuständig ist, das dem Körper Schmerzen meldet. Weniger Gewebehormon, weniger Schmerz. Aber die Ursache für den Schmerz, die Entzündung, ist nicht geheilt.

Außerdem haben Sie jetzt neue Malessen: Magen- und Darmbeschwerden. Denn die Enzyme, die Diclofenac unterdrückt, gibt es nicht nur in Gelenken, im Muskelgewebe oder an Zahnwurzeln, sondern auch in den Zellen der Magenschleimhaut und des Darms. Der Wirkstoff bringt die gesunden Abläufe in den Darmzellen durcheinander und macht sie krank.

Alternative? Omega 3 und Vitamin E reduzieren Entzündungen. Automatisch werden weniger Gewebehormone hergestellt. Adieu, Schmerz.

Knieretter: Proteine, Vitamin C, Eisen und Wasser

Logisch, dass ein Knorpel im Knie extrem stabil sein muss. Daher sind die Kollagenfasern in einer bestimmten Form ineinander verdreht. Hält so besser. Kollagenfasern sind also verdrehte Aminosäureketten. Jede dritte Aminosäure ist Glycin, Sie finden außerdem jede Menge Prolin und Lysin. Deshalb Proteine essen.

Und jetzt kommt's: Weil Prolin und Lysin pur fürs Knie nicht fest genug sind, verändert ein Enzym die beiden Aminosäuren zu Hydroxyprolin und Hydroxylysin. Das Umbauenzym funktioniert jedoch nur, wenn genügend Vitamin C und Eisen vorhanden sind. Deshalb also Vitamin C und Eisen essen!

Im nächsten Schritt werden die Ketten miteinander befestigt. Damit sie gut halten, brauchen sie Schwefel, mithilfe des Schwefels bilden sich Brücken zwischen den Aminosäureketten. Der Schwefel stammt hauptsächlich von der essenziellen Aminosäure Methionin. Neben Cystein ist Methionin die einzige Aminosäure, die Schwefel enthält. Also wieder: Proteine essen!

Sobald die Teilstücke fertig sind, werden sie aus der Knorpelzelle heraustransportiert. Im Zellzwischenraum lagern sie sich zu langen Kollagenfasern an. Doch die Knorpelmasse besteht nur zu einem Teil aus den Fasern, die Knorpelmatrix hat einen Wasseranteil von 70 bis 80 Prozent! Also: Wasser trinken!

Von wegen »Degeneration«

Das Rezept ist denkbar einfach. Trotzdem ist es kaum bekannt, was besonders bei älteren Menschen zu häufigen Arthroseleiden führt. Unsere Praxiserfahrung zeigt, dass gerade Ältere oft einen erheblichen Protein- und Eisenmangel haben. Aus zwei Gründen: Erstens funktioniert die Nährstoffaufnahme durch den Darm nicht mehr so gut, zweitens genießen sie tendenziell viel zu wenige Proteine.

Arthrose kommt bei Älteren also nicht, weil sie sich im Laufe des Lebens zu lange und zu viel bewegt haben. Sondern weil ihre Kollagensynthese nicht mehr funktioniert. Noch einmal: Arthrose bedeutet nicht »kaputt, weil Alter«, sondern »kaputt, weil Mangel«. Und das ist eine gute Nachricht: Die Zeit lässt sich zwar nicht zurückdrehen, der Mangel aber doch!

Neben dem Mangel belastet den Knorpel der Müll. Sprich: Kohlenhydrate. Kohlenhydrate machen freie Radikale. Und die schädigen den Knorpel direkt. Und indirekt: Denn wenn Vitamin C gegen die wild gewordenen Radikale im Einsatz ist, steht es nicht mehr für die Synthese von Kollagen zur Verfügung. Was also tun?

No Carb, Omega 3 und Vitamin E reduzieren die Menge an freien Radikalen und somit Entzündungsreaktionen. Vitamin E ist ein effektiver Radikalenfänger, vor allem dort, wo es viele Fettsäuren gibt, und arbeitet mit Vitamin C zusammen. Und Omega 3 wirkt auf mehreren Wegen gegen Entzündungen.

Es geht weiter: Neben Mangel und Müll drückt der Alltagsstress auf die Gelenke. Cortisol baut Kollagen ab! Heißt: Je mehr Stress Sie haben, desto mehr leiden Ihre Knorpel. Und: Je schlechter Sie schlafen, umso mehr leiden Ihre Knorpel, denn auch Müdigkeit treibt den Cortisolspiegel nach oben. Auch daher nimmt Ihre Knorpelmasse im Laufe Ihres Lebens ab: wegen jahrelangem Stress im Job, wegen Tausenden von Nächten mit schlechtem Schlaf. Und bei den meisten wohl eher nicht wegen zu viel Marathontraining.

Training wäre ja gut! Denn Gelenke sind von Sehnen und Muskeln umgeben. Die stützen das Gelenk. Je besser die Muskulatur ausgebildet ist, umso weniger Stöße muss der Knorpel abfangen. Das beugt Arthrose vor, lindert aber auch bei bereits bestehender Erkrankung den Schmerz.

Deshalb: Laufen gegen Arthrose. Laufen gegen den Schmerz.

Morbus Bechterew: Hilfe zur Selbsthilfe

Rheuma gibt's in vielen Formen. Besonders schmerzhaft und vernichtend ist der Morbus Bechterew. Gelenke versteifen. Der Mensch wird buchstäblich krumm und buckelig. 350 000 Menschen sind in Deutschland betroffen, dreimal so viele Männer wie Frauen. Warum es zu Morbus Bechterew kommt, ist bis heute nicht bekannt. Möglicherweise handelt es sich um eine Fehlfunktion des Immunsystems. Auslöser kann aber auch eine Gelenkentzündung sein, die sich aus einer anderen Infektion heraus entwickelt – etwa aus einer Atemwegs- oder Harnwegsinfektion.

Entzündung also: Bei Entzündung fällt dem Arzt Aspirin und Konsorten (NSAR) ein. Mir dagegen Omega 3. Nachweislich wirksamer. Dazu ein Auszug aus einem Brief, der mich heute erreicht hat:

22. Hundert Prozent schmerzfrei

»Dank täglich 6,5 g Omega 3 habe ich es in 1,5 Jahren geschafft, einen Morbus Bechterew mit peripherer Gelenkbeteiligung 100 Prozent (!) schmerzfrei zu machen.

Wenn ich auf meinen Rheumatologen gehört hätte, wäre ich wahrscheinlich ein Kandidat für die TNF-Alpha-Blocker geworden. Kosten pro Jahr über 20000,- Euro. Mein Fischöl kostet 150,- Euro im Jahr.

Mit freundlichen Grüßen!«

Das schreibt ein vormals schwer kranker junger Mann. Der jetzt – vergleichsweise – sehr glücklich ist. Ich meine: Diesen Brief sollte sich jeder Rheumatologe übers Bett hängen! Und dabei wusste der junge Patient damals noch gar nichts von der noch stärkeren Heilkraft No Carb, also von den Wundern, die nur deshalb passieren, weil wir etwas weglassen: Zucker und Mehl. Und noch etwas weglassen oder, anders gesagt, gezielt runterkochen: Stress! Besonders eindrücklich zu spüren in folgendem sehr ungewöhnlichen Fall:

23. »Hilft immer!«

»Sie haben mir beigebracht, dass sich jeder Mensch sein Leben selbst erschafft, und warnen deshalb vor falschen Glaubenssätzen.

Ich bin mir sicher, dass ich durch Ihre Führung meinen Bechterew sehr gut in den Griff bekommen habe: Omega 3, Vitamine & Co. helfen.

Durch einen weiteren Glaubenssatz (der Mensch ist formbar bis zu seinem Tode, mein Orthopädiemechaniker) habe ich mich mithilfe eines Korsetts wieder halbwegs aufgerichtet.

Durch Ihren Glaubenssatz, dass man jedes Gelenk durch Muskeln ersetzen kann, habe ich das Korsett abgelegt und konnte die Korrektur halten. Als ich das letzte Mal zu Ihnen kam, fragte ich Sie um Rat bezüglich meiner Lendenwirbelsäule … Ich konnte mich seit einem Jahr in der Lende nicht mehr bewegen bzw. hatte dabei sehr starke Schmerzen. Hier war ich mir sicher, schließlich kannte ich meine Röntgenbilder: Die Wirbel sind durch massive Deckplatteneinbrüche total geschädigt, das muss wehtun. Hier werde ich mit Einschränkungen leben müssen und sagte mir selber, dass man da wohl nichts mehr machen kann. Dabei habe ich leider einen weiteren Glaubenssatz von Ihnen nicht befolgt: ›Nichts stimmt!‹

Ihr Ratschlag bestand aus einem Satz mit einem Wort: ›Faszientherapie!‹ Dann Ihre Erklärung: ›Es sind selten die Gelenke, eher die Muskeln. Suchen Sie sich einen jungen Therapeuten, der das vor kurzem gelernt hat …‹

Da schließlich alles, was ich von Ihnen weiß, in irgendeiner Form stimmt, habe ich bei einem spezialisierten Therapeuten einen Termin ausgemacht. Bereits nach der ersten Behandlung war deutliche Linderung spürbar … Analog zu Ihnen lehrte mich der Therapeut Hilfe zur Selbsthilfe.

Ich sollte mir für zu Hause neben der Blackroll auch alle Kugeln und Doppelkugeln kaufen. So machte ich zu Hause stundenlang weiter. Aber das Beste: Durch Sie fand ich zur Meditation. Und weil die Sensation des fehlenden Körpergefühls bei mir nicht funktionierte, habe ich mit mehrtägigen Kursen für Zen-Meditation in einem Kloster angefangen. Die längeren Kurse waren für mich immer eine Qual … dann aber setzte eine Besserung ein. Unfassbar. Cortisol danach: 66.

*Und jetzt bin ich gerade von einem Kurs mit vollen 14 Tagen zurück-
gekommen, und es ging noch besser. Meine Beweglichkeit hat
spürbar zugenommen. Immer wenn ich irgendwelche Blockaden
im Körper verspüre, gehe ich mit den Kugeln der Blackroll auf die
Suche, bis ich den Übeltäter gefunden habe. Hilft immer!«*

Für einen Arzt eine spannende, fast unglaubliche Story. Ein Mensch
mit Bechterew, mit Korsett richtet sich auf. Wirft das Korsett weg. Und
wird langsam, langsam schmerzfrei. Und lernt mühsam, mühsam Meditation. Sehen Sie: Normalerweise würde dieser Mann schmerzgeplagt
voller Tabletten mit Korsett durchs Leben humpeln. Nur: Dieser denkt
gar nicht dran. Praktiziert Frohmedizin. Erlebt sein Wunder.

Aufmerksame Leser meiner Bücher werden feststellen, dass ich
diese Heilungsgeschichte bereits in »Neue Wege der Heilung« ange-
tippt habe – allerdings habe ich zwischenzeitlich neue Kenntnisse zum
Zusammenhang zwischen Meditation und Heilung, die ich an dieser
Stelle mit Ihnen teilen möchte.

Grundsätzlich: Yoga, Achtsamkeitsübungen, verschiedene Medita-
tionstechniken oder Bewegungsmeditationen wie Thai-Chi und Qi-
gong haben alle zum Ziel, den eigenen Körper, Gedanken und Emo-
tionen besser wahrzunehmen und zum Positiven hin zu steuern. Die
Techniken helfen, innere Konflikte zu bewältigen, und reduzieren
Stress. Sie stärken das Immunsystem und regen dadurch die Selbstheilungskräfte an. Schmerzen, Schlafstörungen und Verdauungsprob-
leme aufgrund von Nervosität können abnehmen, da weniger Stress-
hormone ausgeschüttet werden, bleibt der Blutdruck unten, und
die Durchblutung verbessert sich. Die Atmung, auch außerhalb der
Meditationen, wird tiefer, das wirkt sich positiv auf den Energiestoff-
wechsel aus.

Schlussendlich führen einige der Techniken zu der Erkenntnis, dass
hinter diesem Buch, hinter dem nächsten Haus, hinter dem Wolken-
himmel noch etwas anderes sein könnte. Nennen Sie es gerne »Gott«.
Doch das ist ein anderes Thema.

Interessant für uns jetzt sind die Veränderungen im Immunsystem, da, wie wir wissen, fast jede chronische Erkrankung mit einem aus der Balance geratenen Immunsystem zu tun hat. So auch Morbus Bechterew. Und jetzt kommt's:

Meditation gegen Entzündung

Forscher aus Ohio wollten wissen: Wirkt Entspannung auf das Immunsystem? Messbar? In einer Studie untersuchten sie, inwieweit sich Stressreaktionen und somit das Immunsystem von Frauen durch die regelmäßige Praxis von Yoga verbessert. 50 Frauen nahmen an der Studie teil.

- 25 von ihnen waren im Yoga fortgeschritten, sie gingen seit mindestens zwei Jahren wöchentlich zweimal oder mehr zum Yogaunterricht, der jeweils 75 bis 90 Minuten dauerte.
- 25 weitere Probandinnen waren Anfängerinnen, die erst an wenigen Yogastunden teilgenommen hatten. Die Probandinnen wurden ausführlich untersucht und befragt.

Am Tag des Experiments wurde ihnen Blut zur Untersuchung von Entzündungsmarkern entnommen. Anschließend wurden sie mehreren Stressoren ausgesetzt. Ihnen wurde milder Schmerz mit einer vier Grad kalten Druckkompresse zugefügt, sie mussten negative und beängstigende Begriffe lesen, außerdem kopfrechnen. Danach wurde den Probandinnen wieder Blut entnommen. Im Anschluss daran praktizierten die Frauen Yogaübungen. Und zwar solche, die besonders das Immunsystem stärken sollen. Danach wurde ihnen erneut Blut abgenommen.

Die Anfängerinnen unterschieden sich durchschnittlich nicht von den Fortgeschrittenen hinsichtlich des Alters, des Körperfettanteils und der Kraft ihres Herz-Kreislauf-Systems. Die Fortgeschrittenen zeigten jedoch bereits vor dem Experiment niedrigere Entzündungswerte. Konkret, also vorher:

- **Der Interleukin-6-Spiegel** lag bei den Fortgeschrittenen *41 Prozent niedriger* als bei den Anfängerinnen! Interleukin-6 ist ein spezielles Zytokin, also eine Proteinstruktur, die auf mehreren Wegen das Immunsystem steuert. Höhere IL-6-Werte deuten auf Entzündungen hin.

- **Das C-reaktive Protein (CRP)**, ein weiterer Entzündungsmarker, war bei den *Anfängerinnen 4,75-mal so hoch* wie bei jenen, die Yoga schon mehr als zwei Jahre intensiv praktizierten.

Nach dem Experiment zeigte sich: Fortgeschrittene Yogapraktizierende produzierten signifikant weniger IL-6 als Reaktion auf die Stressoren als die Anfängerinnen. Und weil IL-6 die CRP-Produktion fördert, stieg auch dieser Entzündungsmarker bei ihnen signifikant schwächer an. »Wenn Yoga stressbedingte Veränderungen dämpft oder begrenzt, dann könnte die regelmäßige Praxis erhebliche gesundheitliche Vorteile haben«, schlussfolgern die Experten.[29] Wir merken uns:

Yoga wirkt gegen Entzündung.

Entzündung – das ist der heruntergewirtschaftete Notzustand, das Ergebnis von Dauerstress. Und *keine* Entzündung – das ist der eigentlich gesunde Normalzustand. Das ist das, was wir wollen.

Knochen: krumm – na und!

Aber was heißt schon: normal? Die *Süddeutsche Zeitung* fand darauf kürzlich eine amüsante Antwort: »Womöglich hat die mangelnde Verknöcherung im Kreuz manche Turner und Artisten erst so gelenkig gemacht – und ihre originelle Beinform Fußballer unberechenbar.«[30]

Nix »womöglich«. Wenn doch bekannt ist, dass das eine Bein von Mané Garrincha sechs Zentimeter kürzer war als das andere, dass sein linkes Bein eher zum »O« tendierte und sein rechtes zum »X«. Na und? Der brasilianische Fußballspieler und zweifache Fußballweltmeister gilt in Brasilien neben Pelé als größter Fußballer aller Zeiten. Schwimmer Ian Thorpe, der bis dato erfolgreichste australische Athlet überhaupt, hatte die seltsame Schuhgröße 52. Und dass die erfolgreichsten Skispringer »Papieradler« genannt werden, hat ja auch seinen Grund. Macht alles nix:

> »Aus so krummem Holze, als woraus der Mensch
> gemacht ist, kann nichts ganz Gerades gezimmert
> werden.«
>
> · IMMANUEL KANT · · ·

Ein Satz von Denker Kant. Heißt für uns: Ganz gleich, welchen Streich Ihnen die Natur gespielt hat, machen Sie was draus!

Wie das Mädchen mit chronischer Osteomyelitis. Heißt übersetzt: Alle Wirbelkörper der Wirbelsäule zusammengefaltet, einige Brust- und Lendenwirbel extrem geschädigt (Deckplatteneinbrüche), die ganze Wirbelsäule abgeknickt. Und natürlich wurde alles versucht, gab es Schmerzmittel, gab es Cortison, gab es das Chemotherapeutikum MTX.

Die junge Dame hatte offenbar die richtigen Eltern. Jedenfalls begann hier Frohmedizin. Gezielte Bewegung, anderes Essen. Und Frohmedizin hat selbstverständlich gewirkt. Zu lesen hier:

24. Sie übt Spagat!

· ·

»Ein letzter Wirbelknochen in Reparatur. Mit bloßem Auge auf dem MRT-Bild keine Abknickung der Wirbelsäule mehr zu erkennen. Alle Deckel der Wirbelkörper sind repariert. Alle zusammengefalteten Wirbelkörper haben sich aufgerichtet. Keine Zellschäden an den Knochen. Wir konnten dem behandelnden Uniarzt sogar ein ›Sensationell!‹ abringen.

Selbstverständlich glaubt der Arzt (jetzt kommt der Clou), glaubt also der Arzt, dass die Giftspritzen MTX an diesem Erfolg beteiligt seien. Deswegen empfiehlt er in 2016, mit dieser Therapie fortzufahren, dieselbe hohe Dosis, bitte wöchentlich.

Was dieser Uniarzt nicht weiß: Diese Chemotherapiespritzen waren längst abgesetzt. Schon ein knappes Jahr. Die haben mit dieser Wunderheilung überhaupt nichts zu tun. Selbstverständlich nicht.

Und: Was geht es uns allen ohne Carb gut! Mein Mann steht kurz vor dem Waschbrettbauch. Das Töchterlein (die mit der Osteomyelitis und der abgeknickten Wirbelsäule) trällert nach wie vor den ganzen Tag, und die Freude auf den Skiurlaub, wo sie jetzt doch endlich Schönwetterski fahren darf, ist ohne Grenzen.

Sie trainiert inzwischen täglich 30 bis 45 Minuten Muskelaufbau. Selbst Spagat hat sie sich in drei Wochen beigebracht. Die Liegestütze hat sie auf 40 gesteigert!

Mit dem entsafteten grünen Salatblatt, dem Mehr an Eiweiß, den NEMs und dem Training sind wir bald bei 100 Prozent. Wir freuen uns auf das nächste Bluttuning bei Ihnen.«

Spagat. Sie verblüffen mich immer wieder. Weil Frohmedizin immer wieder noch viel mehr tut und kann, als ich es selbst für möglich halte. Ach was: *Sie* tun. *Sie* können!

Für mich selbst fast unglaublich auch folgender junger Mann. Schreibt mir soeben zum Thema Ermüdungsbrüche. Stressfrakturen. Die er selbst erlebt hat. Und die er innerhalb einer Woche ausgeheilt hat. Nachweisbar. Verblüfft mich deshalb, weil ich persönlich das so schnell nicht geschafft habe. Er hat aber auch einen neuen Trick angewandt, der mich staunen lässt. Den ich Ihnen mitteilen möchte. Das Ganze gekürzt:

25. Heil in einer Woche

»Ich treibe siebenmal die Woche Sport (ich weiß, man redet immer von Ruhetagen …, aber beim Zähneputzen lege ich ja auch keinen Ruhetag ein).

Daraufhin war es in diesem Winter so weit: drei Ermüdungsbrüche. Kernspin hat gezeigt, dass der Knochen wirklich »durch« war und normales Gehen deshalb nicht mehr möglich – nur noch Humpeln. Die Praxis rief mich an, die Frakturen müssten sofort versorgt

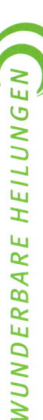

werden (›Walker‹, so eine Art verlängerter Skischuh). Ich zur Ortho-
pädin ... dass dies keine Option sei. Dass das wohl auch so heilen
würde. Mit folgender Rezeptur:

- *70 g Kollagenhydrolysat*
- *hohe Dose Bor*
- *Magnesium*
- *Vitamin D*
- *Kalzium*
- *MSM (Methylsulfonylmethan)*
- *Cissus (eine sub-/tropsische Heilpflanze)*
- *30 mg Vitamin K_2«*

Moment: Bor? Dieses Element wird oft übersehen, wenn es um Heilung geht. Dabei wissen wir seit 1963, dass Bor an der Heilung von Gelenksentzündungen beteiligt ist, dass Bor Knochen härter macht und arthrosebedingte Schmerzen lindert. Diskutiert wird folgender Mechanismus: Bor erlaubt dem Energiemolekül ATP (Adenosintriphosphat) den Eintritt in die Zelle. Je mehr ATP, desto mehr Energie für den Bau und die Reparatur von Zellen!

Und Vitamin K_2? 30 mg? Sie nehmen allerhöchstens 200 Mikrogramm. Dazwischen liegen Welten. Und jetzt kommt der Trick:

»Aber kein Vitamin K_2-MK7, sondern in der MK4-Form. Mit MK7
habe ich nie spürbare Effekte erzielen können. Das MK4 aber in
mehrere Dosen täglich aufgeteilt, da die Halbwertszeit ja nur wenige
Stunden beträgt.«

Der weiß was. Vitamin K_2 halte auch ich für wichtig. Wissen Sie. Aber nicht in der MK4-Form. Wegen der kurzen Halbwertszeit. Da muss man ja ständig nachfüttern. Deswegen lieber die stabilere MK7-Form. Darüber hat der nachgedacht. Hat es anders gemacht, hat riesige Mengen genommen und …

»… nach einer Woche war ich schmerzfrei. Unglaublich, aber wahr. Zur Nachsorge 10 Tage nach dem letzten Termin zur Orthopädin, die versuchte, durch intensivstes Drücken irgendeine Art von Schmerz zu provozieren – nichts. Sie selbst sagte, so etwas habe sie bislang noch nie erlebt.«

Kann ich bestätigen. Einverstanden. Innerhalb einer Woche keinen Druckschmerz an der Bruchlinie? Hab ich anders erlebt. Weiter im Text:

»Was ich daraus gelernt habe: ›4 bis 6 Wochen, bis der Bruch verheilt, nach 3 Monaten wieder zurück im Sport‹ ist ein Mythos, der sich wohl immer noch in den Praxen hält. Trifft vermutlich auch auf Inaktive zu, die einen suboptimalen Lebensstil pflegen …«

Wie recht er hat. Trifft zu auf den Menschen im heruntergewirtschafteten Notzustand. Für den Läufer im gesunden Normalzustand, für den genetisch korrekt lebenden Menschen also, gelten andere Regeln. Hab ich Ihnen schon mehrfach erzählt: Hier müssten die Lehrbücher völlig neu geschrieben werden. Da stimmt nämlich gar nichts mehr. Nichts über Herzinfarkt, über Demenz, über Depression, über Krebs, über Rheuma, über Asthma … erst recht nichts über krumme Knochen und Brüche. Nichts von dem bekannten Wissen dürfen Sie übernehmen, dann, wenn der Mensch genetisch korrekt lebt.

SCHON GEWUSST?

So erhöhen Sie Ihre Knochendichte

Was können Sie konkret tun, wenn Sie echte Knochendichte wollen? Alles, um den Knochen auf natürliche Weise zu stärken:

- Wichtig für die Knochenfestigkeit sind sowohl Kalzium als auch Magnesium. Weil bei starken Defiziten Magnesium aus den Knochen gelöst und mobilisiert wird, kann lang anhaltender Magnesiummangel zu Knochenschäden führen.
- Vitamin K ist für die Bildung von Osteocalcin notwendig, einem aus 49 Aminosäuren bestehenden Protein, das als Matrix in den Knochen Kalzium und Hydroxyapatit (besteht aus Kalzium-, Phosphat- und Hydroxidionen) bindet und damit die Knochendichte erhöht.
- Verzicht auf Zucker und andere Kohlenhydrate, da sie zu Entzündungsreaktionen in den Knochen führen.
- Schlaf und Entspannung, die durch die Erhöhung von Wachstumshormon den Körper auf gesunde Weise reparieren.
- So viel Bewegung wie möglich, was die Knochen stärkt, den gesamten Stoffwechsel anregt und das Wachstumshormon ansteigen lässt. Erfolgsentscheidend sind nicht nur die täglichen Einheiten Kraft- und Ausdauersport, sondern auch häufiges Aufstehen am Arbeitsplatz und Treppenlaufen etc. im Alltag.

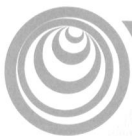

- **Muskelschmerzen:** Auslöser von Muskelschmerzen sind zahlreich. Übersehen wird gelegentlich die Mangelversorgung mit Pantothensäure oder Biotin, außerdem eine Schilddrüsenunterfunktion. Betroffene sprechen positiv an auf die Gabe von BCAA (verzweigtkettige Aminosäuren), Curcumin und – erstaunlich, aber wissenschaftlich bewiesen, also gerne ausprobieren: Kirschen.

- **Muskelschwäche:** Schwache Muskulatur ist häufig eine Folge von mangelhafter Versorgung mit Vitamin C und E. Häufig fehlen auch Kalium und Selen.

- **Arthrose:** Kein Wunder, dass es wehtut: Bei Arthrose verschwindet allmählich der Gelenkknorpel, dazu kommen Knochenveränderungen, Entzündungen, Schwellungen, schließlich verformt sich das Gelenk. Was hilft? Sehr viel Gemüse und Obst (nicht das zuckersüße, bitte). Außerdem die Vitamine C und E, Nicotinamid, Omega-3-Fettsäuren, Curcumin und Kollagen. Hinter Osteoporose, Arthritis, Arthrose und häufigen Knochenbrüchen steckt oftmals simpler Vitamin-D-Mangel.

- **Knochenheilung:** Wesentlich wirksam bei der Heilung von Knochenbrüchen ist neben den im Fallbeispiel oben genannten Substanzen auch Vitamin A in Kombination mit C. Vitamin K_2 ist erst kürzlich in den Fokus der Forschung gerückt und verspricht neue medizinische Erfolge bei der Heilung von Knochen und bei der Verbesserung des Kalziumstoffwechsels. Die Einnahme von Vitamin K hat sich als besonders wirksam erwiesen in Kombination mit Kalzium, Magnesium und Vitamin D.

Alles klar! Gehirn und mentale Fitness

Von jeder Krankheit, von jedem Zustand gibt es Extreme. Nach beiden Seiten. Schmerz in seiner äußersten Intensität (Schmerzstufe 9) kann man niemandem wünschen. Man steht an der Grenze zur Bewusstlosigkeit. Einzig mögliche Abhilfe ist dann nicht einmal mehr Morphium, sondern Fentanyl. Das stärkste, gefährlichste Rauschmittel der Welt. Wirkt gegen Schmerz einhundertmal stärker als Morphin. Abhängigkeit schon nach zwei Tagen. Und dann sind Sie … doomed.

Migräne: Mit Magnesium gegen den Schmerz

Schmerzstufe 9 ist so ein Extrembeispiel. Ein anderes muss ich gerade lesen. Der Bericht macht mich fassungslos. Besonders deshalb, weil ich selbst knapp 30 Jahre an Migräne gelitten habe. Massenkonsum üblicher Schmerzmittel. Aber lesen Sie doch selbst:

26. Migräne völlig entgleist

»Leider ist vor einem Jahr meine chronische Migräne völlig entgleist. Nach Medikamentenübergebrauch, Entzug, Schmerzklinik, häufigen Besuchen in der Notaufnahme, Krankschreibung seit März 2017 (als Selbstständige ein Unding!) ist meine Situation nicht nur materiell existenzbedrohend, sondern mir geht langsam die Kraft aus, dem dauernden Schmerz, dem Erbrechen … etwas entgegenzusetzen. Ich habe zurzeit zwischen 15 und 25 Anfälle pro Monat. Die Schulmedizin ist hilflos, da Triptane nach mittlerweile leider zwei Schlaganfällen kontraindiziert sind und diverse Schmerzmittel

(Diclofenac, Novaminsulfon) wirkungslos sind bzw. (Ibuprofen und ASS) nicht vertragen werden. Ich stehe zurzeit mit einer Prophylaxe aus Beloc zok mite 2x1 und ohne Akutmedikation da. Bin also jeden Tag aufs Neue dem Schmerz völlig ausgeliefert.«

Jeden Tag aufs Neue dem Schmerz ausgeliefert. Es ist diese Hoffnungslosigkeit, die Krankheit wirklich erst zur Krankheit werden lässt.

Als ob wir nicht ganz genau wüssten, was zu Migräne führt. Was der Hintergrund ist. Dass Schmerzmittel nur übertönen. Dass die tiefere Ursache beseitigt werden müsste. Und so schrieb ich der Autorin dieses Berichts folgende Gebrauchsanweisung:

- Magnesium über 1,0 mmol/l im Blut
- Tryptophanspiegel oberer Normbereich
- Täglich ein Stundenlauf im Wald
- Meditation täglich
- Wenn nicht Meditation, dann bitte No Carb.

Denn No Carb, der völlige Verzicht auf Kohlenhydrate, würde die Gehirnströme auch verlangsamen. Genau darum geht es nämlich. Und weil mich das Leid wirklich tief berührt, wurde ich deutlich:

»Wollen Sie mir wirklich sagen, dass Sie keinen Heilpraktiker finden, der Ihnen Magnesium notfalls mehrmals am Tag spritzt? Die Methode ist seit 1930 bekannt. Haben Sie wirklich Ihren Tryptophanspiegel im Blut bestimmt? Sind Sie im oberen Normalbereich? Unfair, ich weiß: Laufen Sie wirklich eine Stunde durch den Wald?«

Sehen Sie: Mit diesen etwas unwirschen Worten habe ich den Tunnel ganz am Ende ein kleines bisschen geöffnet. Einen Lichtpunkt erscheinen lassen. Ihr klargemacht, dass es immer doch einen Weg gibt. Selbst dann, wenn die Lage schon aussichtslos scheint. Ich bin tief davon überzeugt: Es gibt immer. Einen. Weg.

 SCHON GEWUSST?

Von der Kopfschmerztablette zum Nierenversagen

Ibuprofen ist ein nichtsteroidales Antirheumatikum (NSAR), genau wie ASS und Diclofenac, und funktioniert, indem es unsere Schmerzbotenstoffe hemmt. So weit, so gewollt.

Ungewollt reduzieren NSARs allerdings auch die Produktion von genau dem Schleim in unserem Magen, der die Mageninnenwand vor der aggressiven Magensäure schützt. Was dann passiert? Reizung, Geschwüre, Magenbluten, Magendurchbruch. Lebensgefährlich. Und längst nicht alles. Studien bewiesen unterdessen, dass NSARs zu Herzinfarkt und Schlaganfall führen können, zu Bluthochdruck und Nierenschäden[31], zu Depression, Impotenz und Unfruchtbarkeit.[32] Vielleicht erinnern Sie sich an den Fußballer Ivan Klasnic von Werder Bremen? Eine Internistin hatte seine Nierenvorschädigung übersehen. Zitat: »Die Spieler sind in der Regel gesund. Man erwartet nicht, dass jemand krank ist.«[33] Ein Vereinsarzt verschrieb NSAR. Folge: totaler Verlust der Nierenfunktion. Drei Transplantationen, weil zwei erfolglos. Der Fall ging vor Gericht.

Was Migräne auslöst

Migräne und Magnesium – die beiden Themen sind praktisch ein einziges Thema. Stichwort *Auslöser*: Als Auslöser für Migräne gelten alkoholische Getränke, Koffein, Stress, Schlafmangel, die weibliche Menstruation, starke körperliche Belastungen, die Einnahme von Medikamenten oder Wetteränderungen.

- Durch alkoholische Getränke scheidet der Körper vermehrt Magnesium aus.
- Koffein hemmt die Aufnahme von Magnesium aus der Nahrung im Dünndarm.
- Unter Stress verbraucht der Körper mehr Energie, und Magnesium ist an der Energieherstellung beteiligt.
- Schlafmangel führt zu Stress, wieder steigt der Energie- und Magnesiumbedarf.
- Bei Wetterveränderungen muss sich der Kreislauf anpassen, auch das kostet Energie und somit Magnesium.
- Im Zyklus der Frau verändert sich ständig das Verhältnis verschiedener Geschlechtshormone, für deren Herstellung Magnesium benötigt wird.
- Muskelzellen brauchen Magnesium. Je härter das Training, desto mehr Magnesium verschwindet.
- Die Einnahme vieler Medikamente erhöht den Magnesiumbedarf, da die Medikamente Stoffwechselabläufe verändern und Magnesium an sehr vielen dieser Abläufe beteiligt ist.

Sprich: Alles, was in unserem Leben ein kleines bisschen mehr abfordert als In-der-Hängematte-Dösen, frisst Magnesium. Heißt für mich, für Sie, für alle: Jeder Aspekt unseres ganz normalen Rund-um-die-Uhr-Stress-Alltags ist ein Magnesiumräuber.

Magnesium! Magnesium! Magnesium!

Im akuten Fall kann mit Magnesiumsulfat-Infusionen geholfen werden – die lindernde Wirkung tritt in weniger als einer Stunde ein, oft sogar innerhalb von Minuten. Die regelmäßige Einnahme von Magnesium kann dabei helfen, die Menge der Migräneattacken zu senken. Magnesiummangel macht Migräne. Und Magnesium hilft gegen Migräne. Die Formel könnte einfacher nicht sein.

Warum hilft nun aber dem einen Patienten Magnesium, dem anderen aber nur Magnesium plus zusätzliche Vitalstoffe? Lesen Sie folgenden Fall, der auch mich mehr als überrascht hat:

27. Migräne und Curcuma

»Migräne habe ich seit mehr als 30 Jahren. Bei Ihnen, Dr. Strunz, habe ich mich auch ausgeheult. Seit 2009 immer mal wieder. Magnesium bis 2400 mg am Tag. Kam nicht an. ›Sie verbrauchen zu viel‹, sagten Sie. Dabei laufe ich seit über zehn Jahren. Laufen plus Meditieren plus Magnesium plus Arginin und sonst noch so NEMs aus dem Einnahmeplan. Mir ging es gut. Bis auf die Migräne. In der Menopause kamen die Attacken noch häufiger. Begleitet wurde der rasende Schmerz oft mit Schmerzen hinter einem, manchmal hinter beiden Augen. Die Nase lief. Manchmal war mir übel, und ich musste mich übergeben. Schmerztablette meiner Wahl war immer Berlosin. Waren die Schmerzen weg, fühlte ich mich wie neugeboren. Ich bin ziemlich oft neugeboren. Und dann kamen Ihre News ›Migräne: Ein eleganter Ausweg‹ vom 18.06.2017. Hat geklappt. Migräne weg. Danke.«

Erinnern Sie sich an diese News? Da hat ein kluger Mensch, ein Forscher, vielleicht selbst leidend, Omega 3 und Curcumin kombiniert gegeben. Und hat so Migräne bekämpft. In diesem sehr wohl verzweifelten Fall erfolgreich. Hat mich riesig gefreut.

Falls Sie es nachmachen wollen, hier die oben getestete Dosis:

- 2 Acurmin plus 1 Zodin dreimal täglich (morgens, mittags, abends). Anfangs.
- Dann reduziert auf 1 Acurmin zweimal täglich, dazu je 2 Lyprinol (als Omega 3).

Warum so kompliziert? Ganz einfach: Jede Migräne ist etwas anders. Einige leiden, weil bei ihnen Neurotransmitter wie Serotonin und Glutamat aufgrund eines Magnesiummangels aus dem Gleichgewicht geraten sind. Bei anderen sind es Entzündungsreaktionen, die zu den stechenden Kopfschmerzen führen. Auch Durchblutungsstörungen können zu der

Entstehung von Migräne beitragen. Wie stark die unterschiedlichen Faktoren ausgeprägt sind, kommt auf den Einzelfall an. Was hilft, kommt auch auf den Einzelfall an. Doch was passiert, ist immer ähnlich:

Magnesium ist essenziell für Nervenzellen, für das Immunsystem und im Gehirn für die Signalübermittlung von einer Nervenzelle zur nächsten. Magnesium blockiert die Ausschüttung bestimmter Neurotransmitter, unter anderem von Glutamat.

Magnesium schließt die Schmerztür

Glutamat: Das ist einer der Botenstoffe, der das Gehirn am stärksten erregt. Und Magnesium ist so etwas wie die bewegliche Falle (manche sagen: Schnapper) eines Türschlosses, also der Teil, der die Tür im Schließblech hält, nachdem sie ins Schloss gefallen ist. Funktioniert die Falle nicht mehr, lässt sich die Tür nicht mehr schließen.

Genau das Gleiche passiert bei Magnesiummangel. Magnesium hält die Spezialtür der Nervenzellen für Glutamat geschlossen. Nur unter bestimmten Bedingungen öffnet sich die Tür, und Glutamat tritt in erwünschter Menge aus. Fehlt Magnesium, springen die Spezialtüren in den Nervenzellen auf, und Glutamat tritt unkontrolliert in die Zwischenräume der Nervenzellen. Andere Nervenzellen registrieren den Anstieg des Neurotransmitters und reagieren, wie sie sollen: Sie steigern ebenfalls ihre Erregung. Übersteigt die Erregung ein bestimmtes Maß, kann Migräne auftreten. Die vermehrte Erregung ist per EGG messbar.

Magnesium hilft übrigens insbesondere bei Migräne mit einer sogenannten *Aura*. Trifft etwa ein Drittel der Migränepatienten, dauert eine halbe Stunde, verschwindet dann wieder. Wahrscheinliche Ursache: Minderdurchblutung bestimmter Gehirnareale nach Gefäßkrampf. Fühlt sich so an:

- Missempfindungen der Haut
- Schwindel
- Sehstörungen
- Sprachstörungen
- Unwohlsein

Diese Symptome stehen in Zusammenhang mit Glutamat, weil dieser Neurotransmitter an der Vermittlung von Sinnesorganen beteiligt ist. Gerät das System aus der Balance, werden die einkommenden Informationen von den Augen und von der Haut nicht mehr richtig verarbeitet. Auch höhere Gehirnfunktionen wie Lernen, Gedächtnis, Sprechen und die Steuerung von Bewegung sind auf die richtige Dosis Glutamat angewiesen. Entgleistes Glutamat führt zu falsch verarbeiteten Sinneseindrücken, führt zu Schwindel. Und zusammen mit den gestörten Gehirnfunktionen wird das Sprechen schwer.

Warum vielen Migränepatienten bei einem Anfall so übel wird? Das Gehirn missversteht die abnorme Ausschüttung der Botenstoffe als Antwort auf Vergiftung und setzt Schutzmaßnahmen in Gang: Übelkeit, Brechreiz, Erbrechen. Nur laufen diese Reaktionen ins Leere, weil – anders als bei einer Vergiftung – Erbrechen nicht gegen Stoffwechselentgleisungen hilft, die durch Magnesiummangel ausgelöst wurden. Das ist der Grund, warum diese Anfälle so lange dauern, warum sie sich so widerlich anfühlen und warum sie letztendlich völlig sinnlos bleiben.

Wie Triptan tatsächlich wirkt

Als Migränepatient hatten Sie sicherlich schon mit Medikamenten namens »Triptan« zu tun. Funktioniert wie folgt: Triptan wirkt am Serotoninrezeptor des Subtyps 5-HT1B/1D/1F. Serotonin? Ja, richtig gelesen.

Serotonin – Sie erinnern sich: das Glückshormon – entsteht aus der Aminosäure Tryptophan. Für die Umwandlung von Tryptophan in Serotonin braucht der Körper, richtig: Magnesium. Ist keins da, funktioniert die Synthese nicht mehr, und der Serotoninspiegel im Gehirn fällt ab. Auch während eines Migräneanfalls ist der Serotoninspiegel oft sehr niedrig. Für Sie heißt das: Schmerzen.

Jetzt kommen Triptane ins Spiel: Die Wirkstoffe sind ähnlich aufgebaut wie Serotonin und können daher auch an Serotoninrezeptoren binden. Die Zellen verstehen es so, als ob der Serotoninspiegel wieder ansteigt, die Schmerzen nehmen ab.

Warum es bei Migräne vor unseren Augen flimmert

Magnesium reguliert nicht nur die Freisetzung von Glutamat, sondern auch die Ausschüttung eines bestimmten Neuropeptids, CGRP genannt. Dieser Botenstoff reguliert unter anderem den Durchmesser der Blutgefäße. Während eines Migräneanfalls sind die CGRP-Werte meist erhöht – heißt: Blutgefäße zu eng –, danach jedoch wieder im Normalbereich.

Und jetzt kommt's: Weil bei Migräne vor allem in der Hirnrinde des Hinterkopfes zu wenig Blut fließt und weil dieser Bereich für das Sehen zuständig ist, deshalb sehen Sie in der Auraphase dieses seltsame Flimmern.

Wie stellen Sie nun die Blutgefäße wieder weit? Wieder mit Magnesium. Je mehr Magnesium, desto mehr Produktion von Stickstoffmonoxid (NO) aus der Aminosäure Arginin. Und je mehr NO, desto weiter die Blutgefäße und desto besser die Durchblutung. Und tschüss, lästige Sehstörung. Was heißt schon *lästig* … Wenn das Flimmern auf der Autobahn einsetzt, wird *lästig* schnell zu *lebensgefährlich*.

Und Omega 3 hilft auch

Seit einigen Jahren diskutieren Mediziner, ob auch eine Entzündung der Nervenzellen im Gehirn zur Entstehung von Migräne beitragen kann. Vorläufiges Ergebnis: Ja.

Auf der Konferenz der *American Headache Society* 2016 jedenfalls stellte die Wissenschaftlerin Gretchen Tietjen aus Ohio interessante Ergebnisse vor. Zusammen mit ihrem Team erforschte sie den Entzündungsmarker C-reaktives Protein (hsCRP) bei 9269 Erwachsenen zwischen 24 und 31 Jahren. 11 Prozent bzw. 1049 Probanden litten an Migräne. Die Blutuntersuchungen zeigten, dass diejenigen mit Migräne signifikant höhere hsCRP-Werte hatten, verglichen mit jenen, die nicht an Migräne litten. Der Zusammenhang zeigte sich jedoch stärker bei Frauen als bei Männern. Interessanterweise sind Frauen dreimal häufiger von Migräne betroffen als Männer. Fragt sich nun: Wie kommt man gegen diese Entzündung an? Indem man den Selbstheilungskräften auf die Sprünge hilft. Hier: mit Omega 3. Hilft vierfach:

- Omega 3 hemmt Entzündungsreaktionen. Besonders wirksam sind EPA (Eicosapentaensäure) und DHA (Docosahexaensäure), die vor allem in öligem Fisch vorkommen. Mag kaum jemand, ich auch nicht, deshalb gibt es heute Kapseln.
- Omega 3 macht Leukozyten schneller. Leukozyten werden auch weiße Blutkörperchen genannt, ihre Hauptaufgabe ist die Abwehr von Fremdstoffen. Stärkere Leukozyten heißt stärkere Immunabwehr.
- Omega 3 macht Zellen stärker. Wenn mehr Omega-3-Fettsäuren zur Verfügung stehen, werden sie mehr in die Membranen aller Zellen eingebaut. Heißt: stärkere Körperzellen. Das führt unter anderem dazu, dass weiße Blutkörperchen weniger oft versehentlich die eigenen Körperzellen angreifen. Stichwort Autoimmunerkrankungen.
- Omega 3 schaltet Entzündung ab. Omega-3-Fettsäuren wirken sogar als Genschalter. Sie schalten Gene für den Bau entzündungsfördernder Moleküle aus. Und sie schalten Gene für den Bau entzündungshemmender Moleküle an.[34]

Übrigens schalten Sie mit Magnesium und Omega 3 nicht nur Ihre Migräne ab, sondern auch Ihr Schlaganfallrisiko runter. Denn wer an Migräne mit Aura oder an simplem Magnesiummangel leidet, hat ein erhöhtes Schlaganfallrisiko.

Schlaganfall: Lässt sich verhindern

Ein Schlaganfall ist eine plötzliche, also »schlagartige« Erkrankung des Gehirns, die oft zu gravierenden Ausfällen im Zentralnervensystem führt. Sie wird durch Störungen der Blutversorgung des Gehirns ausgelöst. Schlaganfall ist ein wirklicher Schlag des Schicksals. Wer als Arzt mit halbseitig gelähmten Rollstuhlpatienten mal eine halbe Stunde gesprochen hat, wer – schlimmer noch – als Angehöriger einen lieben Menschen nach Schlaganfall betreuen darf … versteht die Einleitung. Ein Schlaganfall verändert das Leben dramatisch.

Magnesium: Damit es erst gar nicht passiert

Dabei kann man das in den Griff bekommen. Das Geheimnis heißt – wieder einmal – Magnesium. Nur eben: Magnesium in der richtigen Menge. Davor schrecken viele von Ihnen – begreiflicherweise, konkreter: wegen der arg mobilisierenden Wirkung im Darm – zurück. Vor der richtigen Menge. Wie kommt man darauf, dass Magnesium und Schlaganfall verknüpft sind? Nun, es liegen genügend wissenschaftliche Arbeiten vor, die zeigen, dass Magnesium mit den Risikofaktoren für Schlaganfall verknüpft ist. Es gibt also Arbeiten über

- Magnesium und Bluthochdruck
- Magnesium und das metabolische Syndrom
- Magnesium und Typ-II-Diabetes
- Magnesium und Blutzucker sowie Blutfett
- Magnesium und Oxidation von Blutfett.

All dies zusammengefasst ließ Forscher 2012 vermuten, dass Magnesium direkt Schlaganfall verhindern könne. Und das haben die auch bewiesen. Wie? Die Forscher haben zwischen 1966 und 2011 sieben prospektive Studien mit 241.378 Patienten gefunden. Studien, die vernünftig genug durchgeführt waren. Und jetzt zusammengefasst analysiert wurden. Fazit?

- Für jeweils 100 mg Magnesium pro Tag
- sank das Risiko für Schlaganfall um 8 Prozent.

Nimmt man das rein mathematisch, würde Ihr Risiko für Schlaganfall mit 1000 mg Magnesium täglich um 80 Prozent sinken. Würde mich interessieren, ob sich das per Studie genauso nachweisen ließe. Nachprüfbares Faktum ist lediglich: Die RDA, also die offiziell täglich empfohlene Menge in den USA, ist 320 mg für Frauen, 420 mg für Männer.

Und aus der Praxis wissen wir: Wer mit viel zu wenig Magnesium im Blut durch seinen Alltag hetzt, der riskiert seinen eigenen Absturz. Wobei auch das ein Moment der »Erleuchtung« sein kann:

28. Absolut souverän

»Vor dem Schlaganfall habe ich mein Leben gehasst. Als selbstständiger Handwerker war ich das Zugpferd. One-Man-Show. Ich war von morgens bis abends ein Ärgermensch. Zwölf Stunden Arbeit täglich – für nichts als Probleme!

Seitdem ich Sport mache und mich ketogen ernähre, alle nötigen NEMs zu mir nehme, läuft es etwas anders: Ich bin ausgeglichen und absolut souverän.

Ich habe ein Dutzend Mitarbeiter und nehme Großprojekte an – wie aktuell den Ausbau eines 5-Sterne-Hotels mit über 100 Zimmern. Tja! Ach ja, ich arbeite nur ca. vier Stunden täglich … im Büro.«

Unglaublich. Da halte auch ich die Luft an. Da hat jemand dem etablierten System Universitätsmedizin den Rücken zugekehrt, die bei Schlaganfall eben den Blutdruck senkt und wegen der Lähmungen Rehamaßnahmen verordnet. Hat das Heft selbst in die Hand genommen, sein Leben umgekrempelt. Und ist nicht nur gesund geworden, sondern auch erfolgreich. Sie lesen richtig: *geschäftlicher Erfolg*. Ein Stichwort, das im Umfeld Medizin selten erwähnt wird. Vielleicht, weil man es sich nicht vorstellen kann. Genauso wenig wie die Idee, dass ein Schlaganfallpatient noch so etwas erreichen könnte wie Höchstleistung im Sport. Stichwort *Ironman*. Aber auch das gibt es:

29. Vom Schlaganfall zum Ironman

»Ich bekam plötzlich einen Drehschwindel und fiel zu Boden. Kurze Zeit später lag ich dann im Krankenbett, angeschlossen an zig Kabeln, verbunden mit einer piepsenden Maschine, und hing am Tropf. Ich konnte nicht mehr aufstehen. Alles komplett ausgeknipst. Diagnose Schlaganfall. Blutdruck 210/120.

Ich bekam diverse Blutdrucksenker und Diuretika, und ich nahm an Gewicht zu, und mein Gesicht war aufgedunsen. Ständig hatte ich Panikattacken, Todesängste, habe mich nicht getraut einzuschlafen. Ein Alptraum.

Ich wollte dann nach ca. einem Jahr professioneller, schulmedizinischer Betreuung von den Tabletten wegkommen und stieß im Internet auf das Büchlein »Die neue Diät«. Ich habe das Büchlein mehrmals gelesen, verstanden und so gut es ging umgesetzt:

- *NO Carb,*
- *Vitamine und*
- *Mineralstoffe als NEMs.*

In drei Monaten nahm ich 20 kg ab, Blutdruck verbesserte sich, und ich lief (schlurfte) meine ersten 200 Meter am Mainufer. Da es mir aber immer noch nicht wirklich gut ging, besorgte ich mir alle (!) anderen Büchlein von Ihnen auch noch. Dann genetisch korrektes Essen, NEMs, Sport, jung denken!

Aus 200 Metern wurden zwei Kilometer. Daraus ganz fix zehn Kilometer. Beim Zelten am See sprang ich plötzlich unvermittelt ins Wasser und kraulte 2000 Meter. Ja, 2000 Meter! Ohne Training!

Na ja, das ging so weiter, mit Erfolgen, aber auch mit Rückschlägen. Daher kam ich schlussendlich zu Ihnen in die Praxis, als relativ durchtrainierter schlanker Mann, und sagte Ihnen, ich will so fit sein wie ein IRONMAN.«

Das dürfen Sie *ankern* nennen. Mit solchen Worten wie *Ironman* haben Sie meine ungeteilte Aufmerksamkeit. Es klappt auch mit *Marathon* oder mit *»100 Kilometer«*. Wer solche Ansprüche an sich stellt, hat etwas Entscheidendes im Leben begriffen. Ohne das unmögliche Ziel ganz dahinten tut sich leider ganz da vorne gar nichts. Verstanden? Mein Sohn Ulrich G. Strunz hat dazu gerade ein spannendes Buch geschrieben: »Arsch hoch beginnt im Kopf« (Ariston).

- So wie hier: Da möchte ein Schlaganfallpatient Ironman werden. Verrückt. Aber genau dieses *verrückt* setzt jeden Tag die nötige Energie frei.
- Und – der Weg ist das Ziel – man wird Tag für Tag zäher und entschlossener. Was man sehr wohl auch im Beruf einsetzen kann.

Hinter dem Wort IRONMAN steckt ein ganz schlichtes Geheimnis: Jeder von Ihnen, ausnahmslos jeder, weiß ganz genau, wie man das macht. Rein technisch. Was man da trainiert. Wo man Pläne herbekommen würde. Alles überhaupt kein Problem. Das einzige wirkliche Problem ist: die tägliche Energie. Die tägliche Motivation. Die innere Begeisterung. Der Schalter sitzt im Kopf: ein Wort. Ein Bild. Ein Ziel.

Haben Sie eins?

Der Engpass scheint der Antrieb zu sein. Langsam nähern wir uns dem Geheimnis von Forever Young, von der Frohmedizin. Die kümmert sich nämlich exakt darum: um Ihre Motivation, um Ihren Antrieb, um Ihre Lebensenergie. Die praktisch immer als »Nebenwirkung« auftaucht, sobald Sie Ihre Blutwerte in Ordnung gebracht haben.

Dass Krankheiten dann so ganz nebenbei, ohne dass wir darüber sprechen, von alleine verschwinden … ist nur folgerichtig. Hier wirken die Gesetze der Biochemie, der Physiologie, der Evolution.

Nix Wunder.

Depression und Burnout: Raus aus dem Loch

Manche von Ihnen wissen, wovon wir sprechen: Man steckt tief im Loch. Hoffnungslos. Um Sie herum türmen sich unüberwindliche Mauern. Sie suchen, aber finden keine Hilfe. Und das soll so bleiben? Das ganze Leben?

Lassen Sie mich das Ganze veranschaulichen: Eine junge Frau fühlt sich seit zehn Jahren kaputt, müde. Extrem aggressiv. Panikattacken. Untergewichtig. Tinnitus. Schluckbeschwerden. Kann nicht schlafen. Ständig

Bauchschmerzen. Bei geringster Belastung Luftnot. Fällt auch »einfach mal hin«, Kiefer gebrochen. Zweimal schon war sie in der Psychiatrie. Diagnose: Chorea Huntington. Wenn Sie nachschlagen: Nerven verkümmern. Kann man nichts machen. Soso. Das war vorher. Jetzt kommt nachher. Nach vier Monaten also schreibt mir die Mutter jener jungen Frau:

30. Müde, aggressiv, panisch

»Großes Lob! Die Behandlung (nach Blutanalyse) hat voll eingeschlagen. Aggressionen, Panik sind völlig verschwunden. Unsere Tochter ist endlich wieder ein Mensch. Und das nach zehn Jahren!«

Der kleine Wermutstropfen – völlige Gesundheit hätte mich bei der tatsächlichen Schwere dieser Krankheit gewundert: Die Tochter sei traurig, weine häufig. Ob ich da auch noch helfen könne?

Zunächst: Wieder so ein Wunder. Schließlich haben neben zwei Fachkliniken sich auch viele Ärzte um die Patientin gekümmert. Erfolg praktisch null. Keine Hilfe möglich. Am besten schiebt man es dann auf eine genetische Ursache, auf einen nicht heilbaren Zustand, hier: Chorea Huntington.

Dass hier, Sie ahnen es, ein katastrophales Aminogramm vorlag, muss ich wohl nicht extra erwähnen. Auch Sie würden sofort nach dem Tryptophan (Serotonin) fragen. Tatsächlich lag der Spiegel viel zu tief. Und jetzt? Die Mutter hat nachmessen lassen: Jetzt 67. Also immer noch zu tief. Also habe ich Tryptophan empfohlen, neue Dosierung. Ob das Weinen dann aufhört? Der Tiefschlaf, Urquelle der Lebensenergie, wiederkommt? Noch wissen wir es nicht.

Was wir genau wissen: Die Therapien von Depression und Burnout lassen sich mit NEMs sehr gut unterstützen, etwa mit Vitamin-B-Komplex, Tryptophan, Zink und Omega-3-Fettsäuren. Unterstützen! Doch Depression bleibt lebensgefährlich. Holen Sie unbedingt professionelle Hilfe.

Schlafstörung: Zurück zur Lebenslust

Schlaf, der gestörte Schlaf, ist ein zunehmendes Problem unserer Gesellschaft. Eben schreibt mir jubelnd eine Patientin, Sie könne nun, erstmals wieder seit 20 Jahren (!), ruhig durchschlafen. Wie sich das anfühlt? »Wie ein Lottogewinn.« Seit sie ihr Leben vor einem Jahr geändert hätte. Was sie getan hat? Sie hat angefangen zu leben. Sie hat sich nicht mehr auf ihre Sorgen, auf ihren gestörten Schlaf konzentriert, sondern auf den Körper. Hat das Geheimnis verstanden … Ich zitiere:

31. Endlich ruhig durchschlafen

»Erst muss der Körper geheilt werden, dann ist es auch für die Seele möglich! Ich habe meine Ernährung umgestellt, Blutanalyse, Einnahme von NEMs. Es funktioniert mit dem raschen Muskelaufbau bei mir: Täglich 1 EL Glutamin. Ansonsten:

- Nüchternlauf fünfmal die Woche 30 Minuten. Habe im vorherigen Leben nie Sport getrieben.
- Dehnübungen und
- kurzes, intensives Muskeltraining wie von Ihnen wie folgt beschrieben: Es muss wehtun. Dabei wirklich nur zehn Minuten. Und jetzt kann ich innerhalb von zwei Monaten mehrere Liegestütze – und vorher ging gar nichts. Auch mein Mann bemerkt meinen muskulöseren Körper, von dem ich vor Ihrer Lektüre nie zu träumen gewagt hätte.
- Zusätzlich nehme ich einen Eiweißshake nach dem Training und fast keine Kohlenhydrate.

Ergebnis:
Ich kann seit ca. 20 Jahren endlich ruhig durchschlafen. Am Anfang war nachts Weinen, Krankheit, meine Unsicherheit, Ängste … Später

überwogen die Sorgen wegen Schule und so weiter und dann die späte Heimkehr meiner feiernden Jugendlichen (drei Jungen). Und jetzt kann ich nachts endlich mithilfe von Magnesium loslassen.«

Auch hier heißt die entscheidende Technik wieder: »Wenn du etwas Wichtiges willst, ziele nicht ins Schwarze, sondern ziele daneben. Dann fällt es dir in den Schoß.« Heißt mit den Worten dieser Dame: Erst muss der Körper geheilt werden, dann ist es auch für die Seele möglich.

Schlafen Sie gut!

Wer seinen Schlafrhythmus heilen will, der sollte sich allerdings nicht nur mit Nahrungsergänzungsmitteln befassen, sondern auch mit seinem Smartphone. Und mit seinem Fernseher. Warum? Weil diese Geräte die hinter unserer Nasenwurzel eingebaute Zentraluhr stören.

Eigentlich bekommt unsere körpereigene Zentraluhr am Abend über den Botenstoff Melanopsin die Nachricht: »Jetzt ist es dunkel!« Das Signal geht weiter an die Zirbeldrüse, die schüttet Melatonin aus – das Schlafhormon. Nur: Wenn wir am Abend Filme schauen oder ins helle Smartphone starren (Hand aufs Herz: Wer tut das nicht!?), dann funktioniert die Wach-Schlaf-Feinjustierung nicht mehr richtig. Schlimmstenfalls verabschieden sich sogar unsere Melatoninrezeptoren, weil sie meinen, nicht mehr gebraucht zu werden. Und dann war's das mit dem guten Nachtschlaf.

Schenken wir aber unserem Körper und seiner Zentraluhr tagsüber eine gute Portion Sonnenlicht und gönnen wir uns am Abend Dämmerung und in der Nacht Dunkelheit, dann wird viel Melatonin ausgeschüttet. Das wiederum steigert die Anzahl und Arbeitsleistung der Melatoninrezeptoren. Das lässt uns hervorragend schlafen – und in der Tiefschlafphase wunderbar heilen. Und das setzt einen weiteren Mechanismus in Gang: Wer gut regeneriert, hat mehr Energie und schläft deshalb noch besser. Eine Aufwärtsspirale!

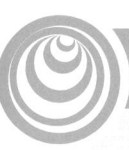

AUF EINEN BLICK

- **Alles klar?** Matschbirne muss nicht sein. Für einen klaren Kopf sorgen langfristig – und anders, als es noch heute in der Schule gelernt wird – nicht Traubenzucker, Kaffee und Schokolade. Die Hirnleistung profitiert vielmehr von einer optimalen Versorgung mit B-Vitaminen und Aminosäuren: L-Arginin, L-Glutamin, L-Methionin, L-Phenylalanin und L-Tryptophan sind wichtige Bausteine unserer Neurotransmitter. Wichtig für die Hirnleistung ist auch Eisen – insbesondere für junge Frauen gilt also: Bei gefühlter Leistungsschwäche den Eisenspiegel messen lassen. Und auffüllen. Das Gleiche gilt übrigens auch bei den ersten Anzeichen für Altersvergesslichkeit.

- **Migräne:** Migräne wird häufig ausgelöst durch Stress und zu wenig Schlaf, durch Alkohol und Medikamente, durch Störungen im Zuckerstoffwechsel oder Nahrungsmittelunverträglichkeiten. Auslöser können auch Nitrite (oft enthalten in Wurst), Süßstoffe, Farbstoffe oder Sulfite (enthalten in Trockenobst) sein. Was hilft? In Studien wurde die positive Wirkung von Vitamin B_2 gezeigt, wirksam sind außerdem Magnesium (besonders wirksam als Infusion), Coenzym Q_{10} und Melatonin. Tritt Migräne bei Frauen zusammen mit der Menstruation auf, hat sich die Einnahme der Vitamine B_6 und B_{12} in Kombination mit Folsäure als hilfreich erwiesen.

- **Schlaganfall:** Ein typischer Auslöser eines Schlaganfalls sind erhöhte Homocysteinwerte. Die wiederum treten als Folge von zu wenig Vitamin B_2, B_6, B_{12} und Folsäure auf – sind also typisch bei einseitigen Diäten. Was hilft? Eine ausgewogene Ernährung mit ausreichend Vitaminen A und E in Kombination mit Vitamin C und mit B-Vitaminen, außerdem reichlich Kalium und Magnesium. Es wird diskutiert, ob sich grüner Tee günstig auf das Schlaganfallrisiko auswirkt – einzelne Hinweise dazu gibt es, insbesondere bei Frauen. Dagegen erhöht Rauchen das Schlaganfallrisiko erheblich. Also bitte: aufhören.

- **Depression und Burnout:** Depression und Burnout können von äußeren Faktoren wie chronischem Stress ausgelöst werden. Gravierende Nährstoffmängel werden als Ursache oft nicht erkannt, sind als Auslöser aber ebenso relevant. Vitamin D_3-Mangel kann Depressionen auslösen, außerdem ein gestörter Haushalt rund um die Vitamine B_1, B_2, B_3 (Niacin), B_6, Folsäure und Vitamin B_{12}, Biotin, Vitamin C, Magnesium, Eisen, Zink und Omega 3. Dahinter stehen ganz verschiedene Abläufe – wichtig für die Glückshormonproduktion (Serotonin) ist zum Beispiel Vitamin B_6.

- **Endlich gut schlafen:** Je älter wir werden, desto häufiger haben wir den Eindruck, nicht gut »durchschlafen« zu können. Dahinter kann Stress stehen, es können auch Medikamente sein oder Alkohol und Kaffee, oft verursachen handfeste Nährstoffmängel Schlafstörungen. Was hilft? Vitamine und Mineralien. Vor allem Magnesium und L-Tryptophan in Kombination mit Vitamin B_6 helfen beim Einschlafen und Durchschlafen. Faustregel: Tagsüber bei Sonnenlicht draußen bewegen – nachts in einem möglichst dunklen Zimmer schlafen. Keinesfalls in der Nacht helles Licht oder einen hellen Bildschirm einschalten, weil das lichtempfindliche Schlafhormon Melatonin dann sehr schnell abgebaut wird.

Ruhig Blut: Herz und Kreislauf

Eben erreicht mich eine ausführliche Mail. Kleiner Einblick in ein ganzes Leben. Geprägt von Verzweiflung. Der Patient: Von uns Ärzten im Stich gelassen. Und er? Denkt nach. Macht Schluss mit Schulmedizin. Nimmt sein Leben selbst in die Hände. Rennt um sein Leben …

32. Unterschenkelthrombose? Weg damit!

»Vor einigen Jahren bin ich an einer Unterschenkelthrombose erkrankt: Ein Jahr Blutverdünner und Sportverbot. Das Ganze mit 22 Jahren! Habe prompt 10 kg zugenommen.

Also Training: Kurz nachdem ich mit dem Radtraining begonnen habe, Chondromalacia Patellae im rechten Knie und Schmerzen, dass ich kaum noch laufen konnte. Zwei Monate Schonen – noch mal 10 kg mehr. Zwischendurch immer häufiger Infekte der Lunge und Bronchien.

Mit panischer Angst, mit Mitte 20 zum Invaliden zu werden, habe ich meinen Arzt um Hilfe gebeten und nur Schulterzucken geerntet. Habe also mein Auto verkauft, bin mit dem Rad zur Arbeit gefahren, bis die Schmerzen weniger wurden.

Dann das Laufen angefangen. Nach drei Monaten mit Anfängerplänen wollte ich schon aufgeben, weil ich dachte: So ein langweiliger Sport. Dann habe ich Trainer Greif entdeckt und danach Vollgas gegeben!

Bin über die Greif-Seite auf Sie gekommen. Etliche Bücher und die Newsletter gelesen und meine Ernährung auf Low Carb umgestellt. Ein bis zwei Kilo Rohkost, drei Eiweißshakes, Quark, Nüsse, Fisch und Fleisch. Bloß meine Nudeln zur Belohnung am Tag von langen Läufen über zwei Stunden, die gönne ich meiner Seele.«

Kommentar: Ein entscheidender Schritt. Bewegung alleine nützt nichts. Es muss die Ernährung hinzukommen. Resultat?

»Dieses Jahr meinen ersten Halbmarathon absolviert. Keine Schmerzen, keine Infekte … Von 107 kg auf 88 kg reduziert. Ziel: Halbmarathon in 1:45, gerne schneller. Und Gewicht auf 70 kg reduzieren. Ich bin zuversichtlich.«

Happy End! Und das schon in so jungen Jahren. Wir können uns alle leicht vorstellen, dass viele Menschen schon am Anfang stecken geblieben sind. Gleich nach der Unterschenkelthrombose. Und jetzt ihr Lebtag als Invalide verbringen. Schon mit dem Gelenkschaden im rechten Knie stehen bleiben. Immer dicker werden, immer kränker werden, chronische Rehaklienten werden. Schauen Sie sich um: Diesen »Normalverlauf« sehen Sie überall.

»Normal« heißt eben nur »häufig«, aber nicht »zwingend«. Sie können sich jederzeit dagegen entscheiden. Den Müll aus dem Kühlschrank werfen, sich selbst herausstrampeln, sich trotz der Schmerzen bewegen und … gewinnen.

Kompliment!

Frohmedizin. Für mich ist das eine Medizin, die den Menschen nicht vergiftet, die den Menschen keine Angst macht mit Beipackzetteln und keinen Schaden zufügt mit, huch!, Nebenwirkungen. Die den Menschen nicht der Hoffnungslosigkeit ausliefert (»Das ist halt so!«), sondern die … heilt. Eine Medizin, die also das tut, wozu Medizin ursprünglich angetreten ist:

Menschen heilen.

Blutdruck: Runter!

Sie haben in den News auf meiner Seite strunz.com und in meinen Büchern Hunderte von Patienten erlebt, die übergewechselt sind zur Molekularmedizin. Die statt auf Tabletten nun auf die epigenetische Trias setzen: Ernährung, Bewegung, Denken. Hier ein ganz besonders plakatives Beispiel für den Erfolg dieser Medizin – insbesondere bei Volkskrankheiten wie Bluthochdruck:

33. Medikation: Nix!

»Viele Jahre Hypertonus. Die üblichen Medikamente: Micardis 80, Nebilet und Carmen. Verordnet von mehreren Ärzten (Internist, Nephrologe, Chefarzt der hiesigen Klinik). Worte: Ja, das ist so im Alter. Wir sind mit Wut im Bauch wieder aus den Praxen raus. Nachdem ich zu Hause gesagt hatte, dass ich zu Ihnen, lieber Herr Strunz, fahren würde, war meine Ehefrau endlich auch bereit. Zweimal waren wir bei Ihnen. Blutdruck meiner Ehefrau, 79 Jahre jung und ohne Medikamente jetzt: 127:71, Hf.: 71. Medikation: NIX! Dafür aber viel Eiweiß, insbesondere Arginin (war Ihre Empfehlung) und BCAAs und natürlich viel Bewegung.
Bei ihrer Schwester und im Freundinnenkreis muss meine Ehefrau sich schon dafür rechtfertigen, dass sie so gesund ist.
Wird ihr manchmal auch nicht geglaubt. Ist uns aber piepegal.
Wir freuen uns …«

Würde ich mit einem Kollegen über die grundsätzlich falsche Bluthochdruckbehandlung der Schulmedizin diskutieren, würde er mir entgegenhalten:

»Ja, bei jungen Menschen. Bei jungen übergewichtigen Menschen. Bei denen mögen Sie ja Erfolg haben, lieber Herr Kollege Strunz! Aber nehmen Sie einmal unsere Klientel: 70- bis 80-Jährige. Da muss man einfach chemisch-medikamentös behandeln. Da sind die Blutgefäße einfach schon starr. Da ist der Herzmuskel einfach schon dicker geworden!«

Pustekuchen, kann ich da nur sagen. Die Dame ist 79. Na und? Den Herzmuskelzellen ist es doch völlig egal, wie alt sie sind. Die brauchen nur 47 Vitalstoffe und Bewegung, um jung zu bleiben. Das ist Biochemie, das ist Physiologie, das ist Selbstheilung. Wie diese Patientin beweist.

Es genügt ja immer ein einziger Fall, um ein Prinzip klarzumachen. Das Prinzip heißt Molekularmedizin. Wirkt auch in der Krebsheilung. Jüngst gab's einen Nobelpreis dafür. Doch was hilft ein solcher Preis, wenn wichtiges Wissen doch wieder vergessen wird. Sie erinnern sich an Arginin (NO), Nobelpreis 1998? Je mehr NO, desto weiter die Blutgefäße, desto besser die Durchblutung. Eine bahnbrechende Erkenntnis. Zentral für das Thema Herzgesundheit. Nur: Wer weiß noch davon?

Herzrasen und Herzflimmern: Muss nicht sein

Rhythmusstörungen stelle ich mir unangenehm vor. Wenn der Puls rast, wenn einem schwindelig wird. Davon berichtete mir kürzlich ein junger Marathonläufer, dem dies regelmäßig etwa bei Kilometer 20 passiert. Herzrasen. Was macht der? Der legt sich dann flach auf den Rücken, streckt die Beine in die Luft. Eine Minute. Dann ist es vorbei.

Genial. Der hilft sich selbst. Stelle ich mir ein Großraumbüro vor. Hier und da und dort ein Mitarbeiter flach auf dem Rücken, Beine in die Luft. Tja. Ungewöhnlich …

Was ist da los? Weshalb rast das Herz? Ganz, ganz selten steckt eine echte Erkrankung dahinter. Meist aber ist es etwas anderes. So im folgenden Fall, den eine junge Dame schildert. Zusammengefasst: »*Ich bin immer so zippelig. Ich komme einfach nicht runter.*«

Sie klagt über Herzrasen, über Rhythmusstörungen. Ihr und ihrem Herzen fehlt die innere Ruhe. Wir alle kennen die Abhilfe. Ein Salz. Das Salz der inneren Ruhe. Und tatsächlich hat Magnesium prompt geholfen:

34. Von »zippelig« zu glücklich

»Nun sind schon vier Wochen vergangen, seit ich die von Ihnen verschriebenen Vitalstoffe nehme. Meine Lebensqualität hat sich jetzt schon unglaublich verbessert!

Seit zwei Wochen habe ich keine Herzrhythmusstörungen mehr und auch kein Herzrasen. Mein Blutdruck ist jetzt auf 125/85, und ich überlege, ob ich meine Blutdruckmedikamente (2 Tabletten) ausschleichen lasse.«

Wie sie das geschafft hat? Mit Vitalstoffen, wie oben beschrieben? Oh nein: Das ist immer erst der Anfang. Es gehört immer noch etwas dazu, nämlich die epigenetische Trias Bewegung – Ernährung – Denken. Genau so hat sie es umgesetzt:

»Seit vier Wochen ernähre ich mich ausschließlich gesund, keine Kohlenhydrate und walke jeden Tag eine Stunde und meditiere zweimal täglich, um meinen Cortisolspiegel runterzubekommen.«

Cortisol: das Gegenteil von »innerer Ruhe«. Der Hintergrund von »zippelig«. Wie man Cortisol senkt? Darüber habe ich ein ganzes Buch geschrieben: *Laufend gesund*. Es geht um Meditatives Laufen. Machbar für jeden.

Blutfette: Senken ohne Pharma

Das Leben schreibt Geschichten, wie man sie schöner nicht erfinden könnte. Wissen Sie natürlich. Nur: Ich sitze hier an der Quelle. Ihre wunderbaren Heilungsgeschichten bekomme ich täglich zugemailt. Und gluckse häufig vor Vergnügen. Darf ich Sie wieder teilhaben lassen? Die Mail besteht aus zwei Teilen: Der erste Teil dient der Einstimmung, der zweite dem Vergnügen. Nun, dann mal los:

35. Cholesterin runter ohne Statine

»Seit meinem Besuch bei Ihnen in Roth geht es mir immer noch täglich besser. Ich habe inzwischen meine Ernährung komplett umgestellt, wodurch sich mein Gewicht um 8 kg reduziert hat, lese täglich Ihre News und Bücher, die ich inzwischen fast alle besitze und teilweise auch als Hörbuch für unterwegs heruntergeladen habe. Ich laufe jeden Tag mit meinem Hund mindestens zwei Stunden, inzwischen auch ohne Probleme, und ›schnaufe wie ein Pferd‹ den Berg hinauf; das ging ja vor dem Besuch bei Ihnen gar nicht mehr. Ich kann wieder tief durchatmen, und auch meine Gedanken sind viel klarer. Auch das oft Schwermütige und Ängstliche ist endlich weg.«

So weit, so gut. Schon das können Sie ein Wunder nennen. Kommen wir jetzt zum Vergnügen:

»Mein Arzt meinte, das Cholesterin sei mit fast 200 aber sehr hoch, da müssten wir schnell handeln, und stellte mir ein Rezept aus. Zu Hause lese ich das Wort Statine und suche gleich in Ihren News alles darüber heraus. Also Rezept in den Müll, denn Omega 3 und Magnesium nehme ich ja jetzt genug zu mir. Bei der nächsten Kontrolle meinte der Doktor, das Cholesterin sei gut dank der Statine, nun auf 145. Stellte mir wieder ein Rezept aus und meinte, bis zum nächsten Mal sei es dann noch niedriger. Ich wollte keine Diskussionen, hab nicht gesagt, dass ich die gar nicht genommen habe und mir nur Omega 3, Magnesium und Laufen geholfen haben. Aber vielleicht sage ich es ihm bei der nächsten Kontrolle doch.«

Ich glaube, die Patientin verrät dem Doktor ihr Geheimnis. Weil sie völlig zu Recht stolz auf sich ist. Stolz auf ihren Mut: Fünf Millionen Deutschen hat sie widersprochen! Denn fünf Millionen glauben, unbedingt Statine nehmen zu müssen. Schlichter Unfug, wie hier bewiesen.

Die Mail enthält noch einen dritten Teil. Kürzer. Fröhlicher. Die Quintessenz, also der Sinn dieses ganzen Unternehmens:

»Ich bin ein komplett neuer Mensch und freue mich inzwischen positiv auf jeden neuen Morgen. Ich habe ein ganz anderes Lebensgefühl, mache mit Freude Sport und unternehme viel.«

Genau darum geht es. Es geht nicht um Eisenspeicher oder Cholesterin, es geht um die Freude, es geht um das positive Lebensgefühl. Hier wird schlicht und einfach das Ziel jeglicher Medizin definiert.

Ist uns ein bisschen aus dem Blickfeld gerutscht …

Was auch oft aus dem Blickfeld rutscht: Bei Blutfetten geht es nicht immer nur um Cholesterin, da geht es um weit mehr. Beispiel Triglyceride. Die Neutralfette. Das direkt nach dem Essen im Blut messbare Fett. Der Wert sollte laut deutschen Labors unter 175 mg% liegen. Studien (USA) zeigen allerdings längst, dass der Wert besser unter 100 mg% liegt. Bei höheren Werten steigt das Risiko für Schlaganfall und Herzinfarkt an. Da werde ich also nervös, wenn ich bei einem Patienten 205 mg% messe.

36. Triglyceride: angesoffen

»Triglyceride: Hier wurden in der Vergangenheit mehrmals erhöhte Werte gemessen (600, 400). Das war in der Zeit, als ich statt der drei Bier noch drei Weißweinschorlen trank. Sie sagten, dass man sich einen höheren Wert als 200 nicht anfressen kann. Fragte ich mich: Gilt das auch fürs Ansaufen?«

Herrlich. Solche Briefe sind für mich zehn Minuten Lebensfreude. Dieser Mann hat das Leben verstanden. Wie aber antwortet man ihm? Jetzt kommt typisch Strunz: Nicht schwätzen, machen! Also habe ich ihm 14 Tage lang nur noch Mineralwasser erlaubt, über seine Schweineschnitzel also gar nichts gesagt. Und siehe da: Triglyceride nur noch 108 mg%. Nach Alkoholpause. Unabhängig vom fetten Essen. Sehen Sie … so lerne ich. Danke!

Zwei Wochen. Wirklich umprogrammiert haben Sie das Gehirn eines regelmäßigen »Genießers« (ja, so nennen Sie das!) von Wein oder Bier damit noch nicht. Aber einen Schnitt gesetzt. Kann Umdenken auslösen. Manch einer hat die Badewanne voll Alkohol dann komplett ablaufen lassen. Schluss damit gemacht.

Richtig gelesen: Badewanne. Im Jahr 2017 hat jeder Deutsche im Schnitt 130 Liter, gut eine Wanne voll, Bier, Wein, Sekt oder Hochprozentiges getrunken. Das sind mehr als zehn Liter reiner Alkohol pro Kopf, so das Jahrbuch Sucht, das die Deutsche Hauptstelle für Suchtfragen (DHS) veröffentlicht hat.

Das ist ziemlich viel, auch im internationalen Vergleich. Und das führte dazu, dass 314 211 »Genießer«, davon waren 228 928 (!) Männer, 2017 mit »psychischer oder verhaltensbezogener Störung durch Alkohol« in deutsche Krankenhäuser eingeliefert wurden.

Genau weiß man es nicht, aber Experten schätzen, dass jedes Jahr in Deutschland 74 000 Menschen an den Folgen ihres Alkoholkonsums sterben – das sind mehr als 200 jeden Tag. Berücksichtigt sind dabei sogar nur Leberzirrhosen und Alkoholabhängigkeitssyndrome. Andere durch Alkohol ausgelöste Krankheiten – wir erinnern uns an die Triglyceride und die dadurch erhöhte Herzinfarktgefahr – sind hier nicht einmal mitgerechnet.[35]

Nun hat ja jeder diese Tante Gerda, die sich ihr Lebtag zum Feierabend den Port genehmigte und die trotzdem 103 wurde. Gibt es. Das Leben ist eben nicht immer gerecht. Die einen stecken den Port weg, die anderen werden früher krank, sterben früher. Manchmal sind es wirklich: die Gene.

Ich spreche hier von den Risikofaktoren, die man zum großen Teil ganz konkret im Blut messen kann. Risikofaktoren für Gefäßverkalkung, Schlaganfall, Herzinfarkt. Immer noch die häufigste Todesursache in Deutschland. Risikofaktoren können die Lebensqualität erheblich einschränken. Und der gefährlichste Faktor in diesem Zusammenhang heißt

Lipoprotein (a),

eine Art Cholesterin. Genetisch verankert. Von Ihnen nicht zu beeinflussen. In meinen Augen der häufigste Grund für die Zeile: »Viel zu früh und unerwartet …«

Kennen Sie den Hoffnungsschimmer? Vor allem, wenn Sie wie 20 Prozent der Deutschen selbst betroffen sind? Wenn erhöhtes Lipoprotein (a) der einzige Faktor bleibt, haben Sie gewonnen. Passiert Ihnen nichts. Das Dumme dabei ist nur dieses eine Wörtchen: der *einzige* Faktor.

Sie können sich zwar vor anderen Risikofaktoren wie Zucker oder Harnsäure oder Übergewicht oder Bluthochdruck relativ leicht schützen, aber vor … Stress? Der Tür und Tor öffnet für freie Radikale? Das ist schwierig. Dennoch gibt's auch hier einen Ausweg. Den Ausweg hat mir jemand mitgeteilt, der mir ans Herz gewachsen ist. Dieser »alte Spötter« hat ein seltenes Glückserlebnis in einer Internistenpraxis gehabt und mir das im Überschwang der Freude mitgeteilt. Darf ich?

37. *Lipoprotein: Runtergelaufen*

»Als ›alter Spötter‹ mit mittlerweile 64 Jahren und einem hohen Lipoprotein (a) von 311 nmol/l möchte ich Ihnen von meiner Untersuchung der Gefäße bei meiner Internistin berichten.
Kurz vorweg: Ich bin lebenslanger Sportler (früher Leistungsfußballer, seit 36 Jahren Langstreckenläufer bis Marathon und manchmal auch darüber, insgesamt etwa 75 000 km in den Jahren) und nehme natürlich NEMs und viel Eiweiß.

Nun zur Untersuchung meiner Gefäße: Im Verlaufe der Behandlung und der entsprechenden ärztlichen Erklärungen und Erläuterungen meinte die Internistin: ›Sie haben jungfräuliche Gefäße, wie ich sie selten gesehen habe, und schon gar nicht in Ihrem Alter!‹ Ich bin aus der Praxis geschwebt!! Wie sagen Sie immer? Lauf um dein Leben, beweg dich! Ich kann nur sagen, es wirkt!!!«

Da ist also jemand genetisch benachteiligt. Gibt es ja wirklich. Gibt es häufig. Was tun? Hinsetzen und weinen? Kann man tun, nutzt aber nix. Besser: Lernen, dass man Gene abschalten kann. Heißt Epigenetik. Das tun viele Menschen, oft intuitiv. Nur leider … erwischt es auch die oft genug viel zu früh.

Wir wissen eben nie genau, wann wir ein Risiko, einen Nachteil wirklich im Griff haben. Konsequenz? Das hat uns der »alte Spötter« erfolgreich vorgelebt: Angreifen! Tun! Mehr tun! Noch mehr tun! Das Leben wirklich auf den Kopf stellen, um das Leben leben zu dürfen. Lange genug.

Verstanden? Dieser Ex-Leistungssportler ist nicht einfach 30 Minuten herumgetrabt, auf gut Glück und mit guter Hoffnung. Nein: Er ist 75 000 Kilometer um sein Leben gerannt. Und lässt sich mit 64 Jahren bescheinigen, dass er gewonnen hat. Dass er das gefährliche Lipoprotein (a) tatsächlich ausgeschaltet hat. Genauso interpretiert man »jungfräuliche Gefäße«.

Muss das wirklich sein? Dieser Kraftakt? Diese Disziplin? Diese Fragen tauchen immer dann in meiner Praxis auf, wenn junge Menschen mit Herzrhythmusstörungen plötzlich erfahren, dass sie bereits Ablagerungen an den Halsschlagadern haben. Und das nicht glauben wollen. Nur: Wenn ich »Lauf um dein Leben!« rufe, dann meine ich das auch so! Weil es Fakt ist: Wenn Sie Risikofaktoren mit sich herumtragen, muss Laufen Ihr Leben sein. 30 Minuten Laufen pro Tag – und Laufen ist Leben – sind noch lange nicht *Forever Young*.

Freilich, freilich: Wenn Sie, wie es wenige tatsächlich sind, jung und schlank, hell in der Seele und frei von Risikofaktoren durchs Leben hüpfen, dann freilich genügen 30 Minuten Joggen im Englischen Garten. Täglich.

Einverstanden.

Alle anderen: Laufen Sie! Ihr Herz wird's Ihnen danken!

Warum Fahrkartenkontrolleure gesünder sind

Angefangen hatte es mit Busfahrern. 1953. Da fiel jemandem auf, dass Londons Busfahrer doppelt so oft an Herz-Kreislauf-Leiden starben wie die Fahrkartenkontrolleure. Die selbstverständlich viel mehr stehen und gehen, die Billets abreißen und reden. Schon das bisschen Mobilität hält gesünder als stundenlanges Hocken auf dem Fahrersitz.[36]

Seitdem zeigten immer mehr Studien, wie Bewegungsmangel mit Krankheit zusammenhängt. 2012 veröffentlichten Harvard-Forscher im Fachmagazin *Lancet* das erschütternde Ergebnis, dass jeder elfte Todesfall und 6 bis 10 Prozent aller Krankheiten allein auf Bewegungsarmut zurückzuführen sind.[37]

Lange konzentrierte sich die Forschung auf den Zusammenhang zwischen Bewegung und Herz-Kreislauf-Krankheiten, Bewegung und Stoffwechselerkrankungen wie Diabetes, auch auf Bewegung und Depression. Heute wissen wir, dass Bewegung auch das Krebsrisiko senkt, und zwar signifikant: Bewiesen für Dickdarmkrebs, Krebs in der Gebärmutterschleimhaut, Brustkrebs nach der Menopause, Lungenkrebs.

Schon wenig hilft viel

Und hier gilt ausnahmsweise einmal: Schon wenig hilft viel. Die Weltgesundheitsorganisation empfiehlt wöchentlich 150 Minuten mäßig anstrengendes Gehen oder 75 Minuten intensivere Bewegung wie Joggen oder Radfahren. (Gilt für Erwachsene: Kinder und Jugendliche sollten mehr als eine Stunde pro Tag herumrennen, je jünger, desto länger). Macht siebeneinhalb Minuten Laufen pro Tag.

Moment mal: Kann das sein? Dass unser Steinzeitkörper, optimiert für zwanzig bis vierzig Kilometer pro Tag, jetzt schon nach siebeneinhalb Minuten gesund und zufrieden aufs Bärenfell will? Das passt nicht zusammen.

Wurde dann auch beforscht. 2011 veröffentlichten Forscher aus Taiwan eine groß angelegte Studie (199 265 Männer und 216 910 Frauen!), in der sie Personen unterschiedlichen Aktivitätslevels verglichen. Ergebnis: Wer sich täglich 15 Minuten bzw. 90 Minuten pro Woche bewegte, hatte im Vergleich zu den komplett inaktiven Vergleichsteilnehmern ein um 14 Prozent reduziertes Sterberisiko und drei Jahre (!) mehr Lebenserwartung. Das meine ich mit »wenig hilft viel«. Mit jeder zusätzlichen Viertelstunde Bewegung pro Tag sinkt das Sterberisiko um weitere 4 Prozent. Der Effekt wurde in allen Altersgruppen, bei beiden Geschlechtern, bei Gesunden sowie bei Patienten mit Herz-Kreislauf-Erkrankungen festgestellt.[38]

»Entmutigung unnötig!«

Noch deutlicher zeigte dies Hannah Arem vom amerikanischen *National Cancer Institute* auf Basis von 600 000 Personendaten: Je mehr Bewegung, desto weniger Krebs und Herz-Kreislauf-Erkrankungen: Wer sich gar nicht bewegt, hat gar keine Reduktion des Sterberisikos. Könnte man auch umgekehrt lesen: Hat 100 Prozent Risiko. Wer das Ein- bis Zweifache des minimal geforderten Laufpensums absolviert (75 bis 150 Minuten pro Woche), senkt sein Sterberisiko um 31 Prozent. Wer zwei- bis dreimal so viel läuft (150 bis 225 Minuten pro Woche), senkt es um 37 Prozent. Und, oh Wunder: Wer zehnmal so viel läuft wie gefordert, nimmt gar keinen Schaden! Schlussfolgerung des National Cancer Institute: »In regard to mortality, health care professionals should encourage inactive adults to perform leisure time physical activity and do not need to discourage adults who already participate in high-activity levels.«[39] Also, liebe Ärzte da draußen: Es ist offiziell *nicht mehr notwendig, passionierte Läufer zu entmutigen.* Ich hab's vorsichtshalber übersetzt …

Studien mit derartig vielen Personendaten sehen den Menschen holzschnittartig: lebt – oder stirbt. Nichts anderes wird gemessen. Ob Sie nun aber überwiegend depressiv im Keller sitzen oder lebenslustig durch die Wälder laufen, zeigen solche Studien nicht. Können sie gar nicht. Macht aber für Sie einen riesigen Unterschied. Insofern sagen die 37 Prozent über Ihren enormen Zugewinn an Lebensfreude, über das Mehr an wacher Intelligenz, über Ihren herrlichen Tiefschlaf und – ja, auch das – über Ihre möglicherweise signifikant gesteigerte Lust auf Sex gar nichts aus. Nehmen Sie das gerne als Fußnote mit.

? SCHON GEWUSST?

Cholesterin und Kohlenhydrate

Cholesterin ist per se nicht »böse«. Im Gegenteil: Das »gute« HDL (High Density Lipoprotein) sorgt für den Abtransport von überzähligem Cholesterin zur Leber und schützt vor Arterienverkalkung. Problematisch ist LDL (Low Density Lipoprotein), das aber nur, wenn es oxidiert ist. Das passiert, wenn es von freien Radikalen angegriffen wurde, die vor allem durch den Verzehr von Kohlenhydraten entstehen. Ebenfalls schädlich ist Lp(a) (Lipoprotein a), eine spezielle Variante des Lipoproteins, dem LDL ähnlich. Es enthält jedoch weitere Moleküle. Bei erhöhten Werten steigt das Risiko für Arteriosklerose und Thrombose. Lp(a) ist einer der wenigen genetisch bedingten Faktoren. Personen mit erhöhtem Lp(a) müssen daher besonders auf ihre Gefäßgesundheit achten. Die Lipoproteine HDL und LDL sowie Lp(a) enthalten Triglyceride, die eigentlichen Blutfette. Sie bestehen aus einem Molekül Glycerol plus drei Fettsäuren – deshalb das »Tri« im Namen. Für die Herzgesundheit ausschlaggebend ist das Verhältnis der Blutfette untereinander, insbesondere der Triglyceride im Verhältnis zu HDL-Cholesterin. Triglyceride und Cholesterin entstehen im Stoffwechsel aus Kohlenhydraten. Je mehr Kohlenhydrate gegessen werden, desto ungünstiger die Blutfettwerte. Ausschlaggebend ist also bei Blutfettproblemen nicht Low Fat – obwohl diese Schlussfolgerung erst einmal logisch klingt –, sondern Low Carb. (Mehr dazu in »77 Tipps für ein gesundes Herz«, Heyne Verlag).

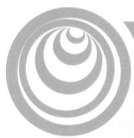

- **Thrombose:** Arteriosklerose kann auch in den Arterien der Beine auftreten, die Folge sind Schmerzen beim Gehen oder Thrombose. Dagegen hilft: Bewegung, Bewegung und Bewegung. Außerdem Vitamin E: Es wirkt günstig auf HDL (mehr »gutes« Cholesterin) und auf LDL (weniger Oxidation, weniger Plaque) und hemmt Entzündungen.

- **Blutdruck runter:** Dauerhafter Bluthochdruck macht Ihre Blutgefäße starr und schädigt die Gefäßinnenwände. In der Folge steigen die Arteriosklerosegefahr und die Belastung des Herzmuskels. Dies wiederum kann zu einer Herzmuskelverdickung, zu Rhythmusstörungen und zu Herzinsuffizienz führen. Was dagegen hilft: Gewicht runter, Alkohol weg. Vitamin C und D im Blutspiegel rauf. Je nach gemessenen Blutwerten Magnesium und Kalium einnehmen, außerdem Omega-3-Fettsäuren, Folsäure, L-Arginin, Taurin und Coenzym Q_{10}. Gut zu wissen: Lakritz treibt den Blutdruck hoch.

- **Blutdruck rauf:** In der Medizin wird niedriger Blutdruck arterielle Hypotonie genannt. Besonders jüngere und schlanke Frauen können davon betroffen sein. Häufig geht niedriger Blutdruck mit Schwindel und Kopfschmerzen einher. Was hilft? Ausreichend Flüssigkeit trinken, um die Blutzirkulation in Schwung zu bringen; Bewegung an der frischen Luft stabilisiert den Kreislauf und liefert dem Gehirn Sauerstoff. Eine weitere Ursache für niedrigen Blutdruck kann Vitamin-B_1-Mangel sein – die Einnahme von B_1 kann in diesem Fall Beschwerden lindern. Auch Natriummangel führt zu niedrigem Blutdruck. Natriummangel kann die Folge von Durchfall oder starkem Schwitzen sein, insbesondere dann, wenn die verlorene Flüssigkeit ausschließlich mit Wasser ersetzt wird. Im Fall eines tatsächlichen Mangels helfen Elektrolytgetränke (Apotheke) – bei moderatem Mangel reicht es zumeist aus, zur üblichen Ernährung zurückzukehren. Diese enthält ausreichend Salz.

- **Rasen und Flimmern:** Wenn die Kontraktionen von Vorhof und Herzkammer nicht richtig zusammenpassen, pumpt das Herz mal mehr, mal weniger Blut ins System. Die Folge sind Leistungsschwäche und ein erhöhtes Risiko für Hirnschlag. Was hilft: Elektrolythaushalt in Ordnung bringen (Natrium, Kalium, Magnesium). Bluthochdruck senken, siehe oben. Mögliche Herzerkrankungen und Schlafapnoe untersuchen lassen und: Alkoholkonsum runter.

- **Herzinsuffizienz:** Wird ein schwaches Herz mit Diuretika (»Wassertabletten«) behandelt, kommt es typischerweise zu Störungen des Elektrolythaushalts. Kalium und Magnesium müssen in diesem Fall zusätzlich eingenommen werden, damit sich nicht zusätzliche Herzproblemen einstellen, insbesondere Rhythmusstörungen. Herzinsuffizienz geht Studien zufolge oft einher mit einem geringen Gehalt des Coenzyms Q_{10} in den Herzmuskelzellen, außerdem mit Vitamin-D-Mangel. Diese Vitalstoffe sollten gegebenenfalls substituiert werden. Als positiv wirksam haben sich außerdem Omega-3-Fettsäuren und Eisen gezeigt.

- **Koronare Herzkrankheit:** Die Koronare Herzkrankheit (kurz: KHK) wird ausgelöst durch Verkalkung der Herzkranzgefäße (Koronararterien). Die Arterien werden im Verlauf immer enger, es kommt zu Durchblutungsstörungen des Herzmuskels. Was hilft? Antioxidantien, die die Oxidation von Cholesterin und die damit zusammenhängende Bildung von Schaumzellen behindern. In Kombination mit Vitamin C (wichtig!) sollten je nach Fall Betacarotin, Vitamin E und Selen eingenommen werden. Als hilfreich gelten auch Magnesium und Omega-3-Fettsäuren.

Mich wirft nichts um: Atmung und Immunsystem

Allergie hielt ich früher für unheilbar. Der Grund: Allergie ist messbar genetisch verankert und begleitet uns durchs ganze Leben. Dass mein Sohn Asthmatiker ist, kann ich tatsächlich in seinem Blut erkennen. Wenn er freilich nichts davon merkt, ist ihm meine ärztliche Meinung völlig wurscht. Ein entscheidender Unterschied, der immer gilt: Sie könnten, laut Universitätsklinik, also schwer krank sein. An *irgendeiner* exotischen Krankheit leiden. Nur: Wenn Sie nichts davon merken? Keine Schmerzen haben? Wenn Sie jede Nacht gut schlafen und Taschentücher nur aus der Werbung kennen? Voller Lebensenergie sind und täglich Sport treiben? Dann berührt Sie das gar nicht.

Dieses Prinzip zeigt uns die Mail von heute, verfasst von einem 50-jährigen Hobbyläufer. Er bestätigt, dass man Allergien sehr wohl in den Griff bekommen kann. Ganz einfach: Mit dem Prinzip Hippokrates. Mit der Natur. Mit der Ernährung. Lesen Sie bitte mit:

38. »Alles weg: Phänomenal!«

»Ich leide seit Geburt an einer Pollen-, Gräser-, teilweise Nahrungsallergie und was weiß ich alles. Alles probiert bis zur Hyposensibilisierung – die hat mir vor 20 Jahren nur minimal geholfen.

Seit letztem Jahr nehme ich neben Xyzal täglich OPC – in Verbindung mit hoch dosiertem Vitamin C; und ich hatte heuer nahezu NULL Probleme mit der Blütezeit, außer manchmal ein leicht beengendes Druckgefühl in der Brust, was vom allergischen Asthma in dieser Zeit kommt. Ich finde das phänomenal!«

138

Dieses Rezept wird manchem von Ihnen helfen. Manchen auch nicht, denn es sind immer verschiedene Stoffe, die gerade fehlen und die – wenn ersetzt – helfen. Warum hier ausgerechnet Vitamin C und OPC (gemeint sind die in den Pflanzen enthaltenen Oligomeren Proanthocyanidine, die zu den Flavanolen gehören und den Polyphenolen zuzuordnen sind) geholfen haben? Dazu gleich mehr.

Bei einer allergischen Reaktion missversteht das Immunsystem ganz normale Pollen, Hausstaubmilben oder Nahrungsbestandteile als gefährliche Feinde und startet den Abwehrkampf: Es bilden sich auf der Haut oder den Schleimhäuten winzige Eiweißverbindungen. Diese dringen in die Haut oder Schleimhäute ein und verbinden sich mit IgE-Antikörpern. Allergiker haben mehr IgEs als Nichtallergiker. Lässt sich messen, im Blut.

Die IgE-Antikörper befinden sich in der äußeren Hülle von Mastzellen, die zu den Immunzellen gehören. Mastzellen speichern Histamin, das ist ein Botenstoff, der unter anderem bei der Ausbreitung von Entzündungsreaktionen eine Rolle spielt. Wenn nun eine dieser winzigen Eiweißverbindungen an einen IgE-Antikörper einer Mastzelle andockt, schüttet die Mastzelle Histamin und andere Entzündungsbotenstoffe aus. Die Stoffe bewirken, dass die Nase läuft, die Augen jucken und tränen, sich Quaddeln auf der Haut bilden oder sich die Bronchien verengen. Gleichzeitig steigt die Konzentration der freien Radikale (ROS). Und auch die freien Radikale bringen die Mastzellen dazu, Histamin auszuschütten.

Allergien: Vitamin C hoch dosiert – hilft immer

Dieser Mechanismus brachte Wissenschaftler an der Medizinischen Fakultät Erlangen auf Vitamin C: Wäre dieses Vitamin nicht in der Lage, genau diese freien Radikale zu entschärfen? Die Erlanger untersuchten zusammen mit zwei Wissenschaftlerinnen eines Unternehmens für Naturheilstoffe und einer Professorin der Universität Rostock die Wirkung von hoch dosiertem Vitamin C bei Allergien.

Und zwar so: 71 Patienten mit allergiebedingen Atem- und/oder Hautproblemen erhielten 7,5 Gramm Vitamin C intravenös pro Tag. (Wohlgemerkt: etwas mehr als die meisten 300-Milligramm-Pillen aus dem Supermarkt.) Das Ergebnis war hochsignifikant! Das bedeutet, dass es einem Großteil der 71 Probanden während der Therapie erheblich besser ging. Doch verringerten sich nicht nur ihre direkten allergischen Reaktionen, sie litten auch weniger an Konzentrationsstörungen und schliefen besser. Depressive Verstimmungen und Fatigue-Symptome (heißt übersetzt: extreme Müdigkeit) nahmen ebenfalls ab.[40]

OPC haben offenbar, genauso wie andere sekundäre Pflanzenstoffe, antioxidative und entzündungshemmende Wirkungen. Sie gelten außerdem als Verstärker der Wirkung von Vitamin A, C und E.

Vitamin E: Macht Vitamin C noch stärker

Vitamin C sollte ohnehin gemeinsam mit Vitamin E eingenommen werden, denn die beiden Vitamine sind in der Lage, sich gegenseitig zu recyceln. Sie arbeiten grundsätzlich auf unterschiedlichen Spielfeldern: Das wasserlösliche Vitamin C entschärft vor allem freie Radikale innerhalb der Zellen oder in den wassergefüllten Zellzwischenräumen. Vitamin E dagegen ist fettlöslich und bekämpft freie Radikale in den Zellmembranen, die hauptsächlich aus Fettsäuren bestehen.

»No!« zu Carb, Alkohol, Rauchen, Stress

Bei jedem Allergiker lässt sich eine unnatürliche Erhöhung der IgE-Antikörper im Blut nachweisen. Aber nicht jeder Allergiker leidet unter seiner Allergie. Warum?

Die Schlagkraft des Immunsystems macht den Unterschied: Wenn zu viele Kohlenhydrate, zu viel Alkohol, zu viel Nikotin oder zu viel Stress den Körper in einen Zustand chronischer Entzündung gebracht haben, fallen allergische Reaktionen stärker aus. Zurückdrehen lässt sich dieser Zustand mit No Carb, No Alcohol, No Smoke und No Stress – was ganz einfach umzusetzen ist mit: mehr schlafen. Mehr Schlaf heißt automatisch stärkeres Immunsystem, und das heißt: weniger Allergie.

Vitamin D: Senkt das Allergierisiko

Neben Vitamin C und E wirkt Vitamin D stark auf das Immunsystem ein. In vielen Studien konnte bereits der Zusammenhang zwischen niedrigen Vitamin-D-Werten im Blut und dem Auftreten von Allergien nachgewiesen werden. Beispiel Australien: Hier wurde der Vitamin-D-Level von fast 1000 Kindern im Alter von sechs Jahren untersucht. Jene mit den niedrigeren Werten litten im Alter von 14 Jahren vermehrt an Allergien und Asthma als jene mit den hohen Werten.[41]

Omega 3: Weniger Entzündung, weniger Allergie

Auch Omega-3-Fettsäuren wirken Entzündungsreaktionen entgegen, folglich sollten sie gegen allergische Reaktionen helfen. Wieder sind es deutsche Wissenschaftler, dieses Mal von der Goethe-Universität Frankfurt, die der Sache auf den Grund gegangen sind. Mit einer sehr eleganten Studie: Einerseits haben sie Omega 3 und Omega 6 im Blut gemessen, andererseits nutzten sie ein Pollenspray. Somit wurden alle Probanden einer vergleichbaren Menge an Allergenen ausgesetzt.

Untersucht wurden 39 Personen mit Graspollenallergie und 19 Gesunde. Die Messung des Omega-3- zu Omega-6-Verhältnisses wurde an den Zellmembranen der roten Blutkörperchen vorgenommen, dies ist ein standardisiertes und sicheres Verfahren zur Ermittlung der verschiedenen Fettsäuren.

Allergiker hatten mehr Omega-6-Fettsäuren im Vergleich zu den Omega-3-Fettsäuren. Die Nichtallergiker zeichneten sich hingegen durch ein besseres Omega-3- zu Omega-6-Verhältnis aus. Der Unterschied zwischen den Gruppen war signifikant.[42] Heißt für Sie: Omega 3 einnehmen!

Immunsystem:
Die Schlagkraft lässt sich steigern

Frohmedizin macht Freude. Frohmedizin vermittelt Ihnen durchgängige Prinzipien, also nicht nur Hilfe bei Einzelentscheidungen. So ein Prinzip ist: Kohlenhydrate machen Entzündungen im Körper. Wie man dieses Prinzip zu seinen eigenen Gunsten und hocherfreulich anwenden kann, lesen wir in der Mail des Tages:

39. Zahn gerettet

»Ich habe dieses Jahr vom Zahnarzt eine Krone bekommen. … Mir wurde der Backenzahn bis zur Hälfte abgeschliffen … Nach ca. drei Wochen bekam ich genau bei diesem abgeschliffenen Zahn Zahnschmerzen. Sie wurden schlimmer und schlimmer.
Irgendwann hielt ich den Schmerz nicht mehr aus und ging wieder zum Zahnarzt. Laut Zahnarzt ist der Nerv durch das Abschleifen so sehr entzündet, dass der Nerv entfernt werden muss. Also Wurzelbehandlung, das heißt Zahn tot.
Frage nach Alternative? Gibt keine …
Mit dieser Tatsache habe ich mich nicht abgefunden und habe mir Gedanken gemacht. Also der Nerv ist entzündet und schmerzt, hhmmmmm.
Habe die Kohlenhydrate komplett auf 0,0 runtergefahren. Dann massiv Zink eingenommen. Jeden Tag 2 Stunden gelaufen, um auch den letzten Rest Zucker in meinem Körper zu verbrennen. Entzündungswert im Körper und somit auch im Zahnnerv gesunken. Den Rest können Sie sich denken. Zahnarzttermin mit Wurzelbehandlung konnte ich nach einer Woche absagen.
Mein Zahn lebt!«

»Zahn lebt …«. Das klingt lustig Wenn aber Sie der Patient sind? Zahnschmerzen? So, dass der Nerv abgetötet werden muss? Nicht lustig. Und es gibt keine Alternative, sagt der Zahnarzt? Weiß der nicht? Oder will der nicht? Dem Patienten war's egal. Der hatte diesen frohmedizinischen Trotz, der mir an Ihnen immer so sympathisch ist, und ging seinen eigenen Weg. Mit Zink.

Ein kleiner Vitalstoff, ein großes Wunder. Lesen Sie selbst, was mir ein Mediziner schrieb. Der selbst »wieder einmal erstaunt« war über seine Erfahrung mit NEMs, also Nahrungsergänzungsmitteln. Dieser Doktor, früher offenbar Fußballer, geht gelegentlich in seine Stammkneipe und quatscht mit alten Kumpels. Und da ist es passiert:

40. Pillen für den Postboten

»Seit Jahren schon treibt sich ein Postbote am Tresen herum, der viel zu viel raucht und trinkt. Die 14 km tägliches Laufen scheinen ihn schlank und fit zu halten. Dennoch erkrankte der 54-Jährige nun schwer an einer Art Bronchitis. Es war grausam zu sehen, wie der Mann im Laufe der Wochen immer mehr verfiel. Oft musste er die Kneipe verlassen, um sich draußen zu übergeben vor Husten. Dreimal bestellte er nachts den Notarzt.

Uns war klar: Der lebt nicht mehr lange, zumal er das exzessive Rauchen nicht lassen konnte, vom Alkohol ganz zu schweigen. Bestimmt ein Tumor. Zum Glück ergab das Röntgenbild nichts, doch die Qualen nahmen nicht ab. Fünf, sechs Wochen konnte er wegen grauenhaftem Husten nicht schlafen. Interessant war, dass die Leberwerte vollkommen normal waren trotz des exzessiven Trinkens. Vielleicht das jahrelange tägliche 14 km Laufen im Beruf?

Da er gegen rationale Ratschläge immun war, vielmehr einen Hang zur Selbstzerstörung hatte, dachte ich an NEMs. Ich ging also im Laufe der nächsten Woche fünfmal kurz in die Kneipe und gab ihm seine Vitaminration, die er ungläubig zu sich nahm. Die Ration bestand aus:

2 Tabletten hoch dosiertem Multivitamin

1 Gramm Vitamin C

1 Gramm Nicotinamid

30 000–40 000 I. E. Vitamin D

Diese Dosis gab ich ihm fünfmal hintereinander, also etwa 180 000 Einheiten Vitamin D in 5 Tagen. Eine Woche später sitzt er am Tresen, hat keinen Husten mehr und sagt zu mir mit Kippe in der

Hand: ›Es ist wie auf Knopfdruck weggegangen!‹ Er sieht wieder gut aus und scheint sich zu regenerieren. Weitere Untersuchungen haben nichts ergeben. Verrückt!«

Was in dem geschilderten Fall passiert ist, ist klar: Ein paar simple Moleküle haben den Körper, sprich das Immunsystem, ein kleines bisschen stärker gemacht, repariert. Sicher nicht zu 100 Prozent. Aber das kleine bisschen genügte eben schon, um dem Körper die Möglichkeit zu geben, sich selbst zu heilen. Fakt ist:

Jede Heilung ist Selbstheilung.

Solche kleinen Erfolgsgeschichten aus der Welt der Molekularbiologie zeigen uns zwei Wahrheiten. Erstens: Grundsätzlich funktioniert das mit der Heilung. Zweitens, und das ist das Schönste daran: Wir haben es selbst in der Hand. Wie recht er hat und hatte, dieser Doktor, regelmäßig seine alte Stammkneipe aufzusuchen. Da nimmt einer seine Berufsehre ernst, und zwar auch nach Feierabend.

Es gibt nun noch einen dritten Punkt: Jede Selbstheilung – nennen Sie es gerne auch »Wunderheilung«, wenn Sie unbedingt wollen – ist einzigartig. So einzigartig wie Sie. Damit meine ich: Statistisch gesehen hat ein kettenrauchender Postbote mit Hang zu drei bis fünf Pils pro Abend die besten Aussichten, seinen letzten Brief noch vor dem Rentenalter einzuwerfen – und das war's dann. Vielleicht wird er trotzdem 90. Oder älter. Ihrem Körper ist die Statistik völlig egal.

Heißt für Sie: Sie haben immer Grund zur Hoffnung. Sie haben immer eine Chance. Der Hebel, mit dem Sie Ihre Selbstheilung in Gang setzen, ist immer in Ihrer Reichweite: Ernährung mit den richtigen NEMs, Bewegung (die Kilometer während der Arbeitszeit zählen unbedingt dazu!) und Denken – was auch heißen kann: Entspannung mit Kumpels. Selbstheilung ist eine sehr persönliche Sache. Machen Sie sich Ihr Wunder doch ganz einfach selbst. Jeder Mensch ist anders, jedes Wunder auch.

Aminosäuren: Kein Protein, keine Lebenslust

Wie würden Sie handeln im folgenden Fall?

41. Schlappes Kind

»Unsere Tochter ist seit drei Jahren ständig müde, schlapp, keine Leistung, verbringt 40 Prozent ihrer Zeit auf der Couch. Sie kann nicht mehr zur Schule. Dauerkopfschmerz. Anfangs massive Mandelentzündung, Antibiose. Keine Mononukleose, keine Borreliose, keine Schilddrüsenerkrankung. Was können wir tun?«

Die Mutter ist Lehrerin. Hochintelligent, eloquent. Hat sich wirklich Mühe gegeben und die Ärzteschaft befragt. War sogar in der Immunologie Uni Erlangen: Kein Ergebnis. Also kein Fehler erkennbar.

Kein einziger Hinweis? Doch, ein winziger Hinweis: Die Leukozyten, die weißen Blutkörperchen, waren erniedrigt. Das ist immer der Fall, wenn der Körper gegen ein chronisches Virus kämpft. Ein Epstein-Barr-Virus war es nicht. Aber es gibt ja Zehntausende von Viren. Und dieser Abwehrkampf verbraucht Energie, macht leistungsschwach, macht depressiv. Also die große Blutanalyse, was sonst. Ergebnis:

- Bis auf einen leeren Eisenspeicher recht gute übliche Blutwerte. Genau diese werden ja in der Uniklinik, im Krankenhaus, beim Hausarzt durchgemessen, hier war nichts zu finden.
- Dann aber das Aminogramm: 8 von 12 Aminosäuren katastrophal. Deutlich zu wenig. Nennt man üblicherweise Burnout.

Denn aus präzise diesen Aminosäuren besteht das menschliche Immunsystem. Aus nichts sonst. Natürlich haben wir mit diesem Wissen helfen können. Zwar sehr langsam, aber immerhin. Ein Jahr später etwa 50 Prozent Besserung. Bei freilich immer noch fünf Defiziten im Aminogramm. Das meinte ich mit langsam.

Sie glauben gar nicht, wie lange es dauert, bis Sie Aminosäuren, bis Sie Eiweiß im Körper wieder aufgefüllt haben. Das hatte ich Ihnen einmal am Beispiel Öltank erklärt: Der 10 000-Liter-Tank hat eine kleine Anzeigeuhr. Wie viel Liter müssen Sie nachfüllen, bevor auf der Uhr der Zeiger, also Ihr Blutwert, ein bisschen nach oben wackelt? Merken Sie was? Derartig massive Defizite können Sie nicht mehr allein mit Fleisch und Fisch auffüllen. Das schaffen Sie nicht. Sehen Sie: Deswegen gibt es Proteinkonzentrat. Deswegen gibt es einzelne Aminosäuren konzentriert, flüssig, als Pulver, als Presslinge. Und es gibt immer noch die ganz, ganz einfachen Eiweiß-Booster: Quark. Und Eier. Man kann davon auch fünf am Tag essen. Oder mehr.

SCHON GEWUSST?

Was hinter Virusinfektionen steckt

Lippenherpes, Gürtelrose, Hepatitis B oder das Pfeiffersche Drüsenfieber werden durch Herpesviren ausgelöst. Nach der ersten Infektion ruht das Virus. Erst wenn das Immunsystem schwächelt, sei es durch Stress, eine Erkältungskrankheit oder schlichtweg die Regelblutung, erwacht das Virus zu neuer Aktivität. Hepatitis C und HIV werden ebenfalls durch Viren übertragen. Hier ruhen die Viren nicht, deshalb verlaufen die Erkrankungen chronisch.

Sowohl HIV wie auch die verschiedenen Herpesviren werden mit Medikamenten behandelt, die in die Mechanismen der Virusvermehrung eingreifen. Einige Viren verschanzen sich jedoch in ihren Wirtszellen, deshalb können Virusinfektionen nur selten komplett geheilt werden. Gegen das Epstein-Barr-Virus, das das Pfeiffersche Drüsenfieber auslöst, gibt es kein virushemmendes Medikament. In der Regel muss das Immunsystem gestärkt werden, nur so bekommt man das Virus in den Griff.

Skorbut: Moderne Diäten
bringen alte Krankheiten zurück

Und deswegen gibt es auch NEMs, die Ihnen alles auf einmal liefern. Oft überlebenswichtig. Vor allem bei Kindern übervorsichtiger Eltern, die aus Angst vor Allergien oder Unverträglichkeiten derartig strenge Diäten erfinden, dass selbst Kleinkinder Skorbut bekommen. Skorbut! Jüngst wurde darüber berichtet unter dem beängstigenden Titel: »Pediatric Scurvy: When Contemporary Eating Habits Bring Back the Past« (Skorbut im Kindesalter: Wenn moderne Essgewohnheiten die Vergangenheit zurückbringen).[43]

Skorbut! Wegen einseitiger Ernährung! Geht einher mit Osteomyelitis, septischer Arthritis, Knochen- und Weichteiltumoren, Leukämie, Blutungsstörungen und rheumatologischen Erkrankungen. Wenn ein dreijähriges Kind mit diesen Symptomen eingeliefert wird, kommt natürlich erst einmal kein Arzt auf Skorbut. Gibt es aber. Heute wieder. Noch einmal: Ihrem Körper und dem Körper Ihrer Kinder ist es völlig wurscht, ob Sie Ihr Essen vollwertig oder vegan oder sonst wie nennen. Er will seine 47 Vitalstoffe. Bekommt er sie nicht, wird er krank. Prompt. Nein, da gibt es keine Ausnahme.

Bluttuning: Nimmt Autoimmunerkrankungen den Stachel

Eine niederschmetternde Tatsache, wenn der Arzt Ihnen eröffnet: »Sie haben eine Autoimmunkrankheit!« Und Ihnen zu verstehen gibt, dass Sie ab jetzt »damit leben müssen«. Niederschmetternd.

So erlebt von einer jungen Patientin mit Asthma, mit ausgeprägten Allergien (auch gegen ihre geliebten Pferde), mit der gefährlichen Lungenkrankheit »Eosinophile Pneumonie«. Der man außerdem noch eröffnete: Sie haben eine »autoimmune Vasculitis«. Also eine nicht zu stoppende Entzündung der Innenseite ihrer Blutgefäße, noch dazu »mit Lungenbeteiligung«. Dabei hatte sie an der Lunge sowieso schon gelitten. Automatischer Reflex im Krankenhaus: Gabe von

- Cortison und
- MTX (ursprünglich ein Chemotherapeutikum).

Natürlich war die Patientin wie jeder von uns dankbar. Dass man sich um sie kümmert. Dass man ihr zu helfen versucht. Aber das Lebensgefühl war – nicht zuletzt durch die Nebenwirkungen – eben doch ein bisschen … reduziert.

Nun hat die junge Dame gelesen. Hat sich Gedanken gemacht über die Selbstheilungskräfte des Körpers. Was aber eigentlich kein unlauterer Einbau von Turbotechnik ist, sondern eine Hilfsmaßnahme, um dem Blut seine eigentlich natürlichen Werte zurückzugeben. Die man irgendwie aktivieren könnte. Und kam dabei auf das Wort »Bluttuning«. Ab jetzt Originalton:

42. »Unwahrscheinlich glücklich«

»Ich hatte mich in der Praxis vorgestellt, um ein Bluttuning vornehmen zu lassen. Jetzt möchte ich Ihnen gern mitteilen, dass es mir mit der Einnahme der von Ihnen verschriebenen Präparate sowie der empfohlenen Nahrungsumstellung viel besser geht.
Ich leide an einer Vasculitis mit Lungenbeteiligung. Ich konnte bereits das MTX absetzen, das Cortison nehme ich noch, bin aber bester Dinge, es weiter reduzieren zu können.
Sogar mit dem Laufen konnte ich wieder anfangen, woran vor acht Wochen nicht zu denken war. Ich habe ein völlig neues Lebensgefühl, was mich unwahrscheinlich glücklich macht.«

Fällt Ihnen etwas auf? In diesen Briefen beschränken sich die Autorinnen und Autoren nicht auf die Mitteilung von Tatsachen. Sondern empfinden ganz offensichtlich das Geschehen – weil es der Universitätsmedizin so komplett widerspricht – als ein kleines Wunder. Und drücken dies präzise aus:

148

»Ich habe ein völlig neues Lebensgefühl, was mich unwahrschein-
lich glücklich macht.«

Dieser Gefühlsüberschwang hat nichts mit einer normalen Arzt-Patient-Beziehung zu tun. Hat nichts mit dem Vermitteln von Schmerzfreiheit oder Nachlassen von Beschwerden zu tun. Hat nichts damit zu tun, dass man mit der kranken Lunge jetzt besser schnaufen und deswegen joggen könnte.

Sondern hat mit der Seele zu tun, die durch Molekularmedizin offenbar erreicht wird. Genau das meine ich mit Frohmedizin. Eine Medizin, die sich auch kümmert um das

Glück Ihrer Seele.

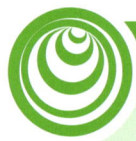

AUF EINEN BLICK

- **Freie Radikale:** Es gibt in unserem Stoffwechsel so etwas wie unzufriedene Moleküle: freie Radikale. Das sind Stoffe, denen ein Elektron fehlt. Der Mangel treibt die Moleküle in die Nähe anderer Moleküle, denen sie – wenn sie nicht daran gehindert werden – ein Elektron wegnehmen. Da diese geschädigten Moleküle oft Bestandteile von Enzymen, Hormonen, Lipiden oder sogar der DNA sind, können die Folgen eines Angriffs durch freie Radikale gravierende körperliche Schäden sein, die auch nicht mehr rückgängig zu machen sind. Krebs gehört dazu. Was hilft? Antioxidantien, die freien Radikalen ein Elektron abgeben und diese damit ruhigstellen können. Antioxidativ wirksam sind Enzyme, die Vitamine C und E sowie Betacarotin, Q_{10} und Alpha-Liponsäure und nicht zuletzt sekundäre Pflanzenstoffe.

  Die Abwehr von freien Radikalen funktioniert typischerweise nicht mit einzelnen, in hoher Dosis verabreichten Substanzen – zahlreiche Studien haben genau das gezeigt. Unser komplexes Immunsystem braucht zum Beispiel immer Vitamin E plus Vitamin C, bzw. Betacarotin plus Vitamin C. Antioxidative Enzyme funktionieren nur bei ausreichender Versorgung mit Selen, Zink und Eisen. Am meisten profitieren Patienten von einer zusätzlichen Gabe von Antioxidantien, wenn sie tatsächlich unter chronischer Belastung stehen. Daher ist eine Blutmessung sinnvoll. Marker für oxidativen Stress sind zum Beispiel Glutathion oder oxidiertes LDL.

- **Allergie muss nicht sein:** Wenn das Immunsystem heftig auf ein eigentlich harmloses Allergen reagiert, spricht man von einer Allergie. Allergene können Pollen sein oder Staub, Milben, Tierhaare oder Bestandteile von Nahrungsmitteln oder Medikamenten. Typische Symptome – laufende Nase, Niesen, brennende oder tränende

Augen, Juckreiz, Asthma – hängen mit der Ausschüttung von Histamin durch Immunzellen zusammen. Aus diesem Grund lassen sich allergische Symptome durch Nährstoffe mit Antihistamin-Effekt abfedern: Vitamin C und Zink sind besonders wichtig, unterstützend wirken Vitamin B_3, Pantothensäure, Kalzium und L-Methionin.

- **Immunsystem stärken:** Unser Immunsystem durchzieht wie eine komplexe Alarmanlage den gesamten Körper. Es unterscheidet zwischen eigenen und körperfremden, harmlosen und schädlichen Elementen – ist mit dieser Aufgabe heute aber oft überfordert. So erkennt es manche Einwirkung leider nicht, schädliche Strahlen zum Beispiel, andererseits reagiert es unverhältnismäßig stark gegen harmlose oder sogar körpereigene Substanzen – das ist der Fall bei Autoimmunerkrankungen.

Unser Immunsystem ist lernfähig, es hat ein eigenes Gedächtnis und ist in der Lage, fremde oder mutierte Zellen komplett abzutöten. Eine zu schwache Immunantwort unseres Körpers macht anfällig für Infekte, sogar Krebs. Diese Schwäche wird verursacht durch stark kohlenhydrathaltige Ernährung und durch Alkohol, zu wenig Bewegung, zu wenig Sonnenlicht, zu viel Stress und schlechte Versorgung mit Nährstoffen bei Diäten, Junk Food, billige Supermarkternährung und minderwertige Massenverpflegung in Kantinen oder Krankenhäusern.

Das heißt: Ernährung mit allen (!) relevanten Nährstoffen, Bewegung im Sonnenlicht und regelmäßige Entspannung stärken unsere Abwehrkraft. Um das Immunsystem aufzubauen, haben sich neben Zink auch Mangan, Selen, Molybdän, Silizium, Jod und Kupfer als schlagkräftig erwiesen. Vitamin C sollte kombiniert werden mit den Vitaminen A und E und B-Vitaminen, außerdem mit Vitamin D.

Weil hinter Immunschwäche praktisch immer ein lückenhaftes Aminogramm steht, empfehle ich die komplette Bandbreite der Aminosäuren. Und, ganz wesentlich: Omega-3-Fettsäuren. Immer. Massiv.

Am besten geht's leicht: Stoffwechsel

Ich gebe Ihnen gerne Auskunft, kurz und knapp. Genauso gerne bekomme ich Ihre Rückmeldungen: kurz und knapp. Und das hat einer von Ihnen in hervorragender Weise verstanden. Weil der Inhalt dieser Rückmeldung für manchen von Ihnen entscheidend sein kann, hier gleich im Original.

Die Situation: Zu große Prostata, gutartig. Beinahe normal im wachsenden Männeralter. Das verordnete Medikament beseitigt – wenn überhaupt – allenfalls Reizung, Brennen. Kleiner machen? Operation? »Nicht mit mir!«, dachte sich folgender Patient und fand eine andere Lösung:

43. Pipi: Absolute Katastrophe

»Vorher: nachts viermal aufstehen. Prozedur dauerte jeweils eine halbe Stunde.

Plan des Urologen: 0,4 mg Tamsulosin pro Tag (für immer) und Operation.

Mein Alternativplan: Tamsulosin schrittweise abgesetzt, dafür 75 mg Iodoral pro Tag (also Jod in Überdosis).

Ergebnis: Pipi wieder normal, es »läuft und läuft«. Nachts: nur einmal kurz aufstehen.

Weiteres Vorgehen: Messen von Jod im Urin. Zielwert über 45 mg/dl.«

Wir lernen: Es geht auch völlig anders. Jod in der richtigen Dosis. Warum Jod wirkt?

Bisher: Die Prostata wächst, angestoßen von DH-Testosteron, einem Abbauprodukt. Kann man messen. Kann man blocken. Mit

Pharma, in diesem Fall: Finasterid. Verkleinert nachweislich die Prostata im Verlauf von ein bis zwei Jahren. Mögliche Nebenwirkung: Die Libido schläft ein. Erinnert mich so an Betablocker. Die Pharmaindustrie hat doch immer so kleine hübsche Überraschungen für uns in petto.

Jod lässt Ihre Libido intakt. Dummerweise ist Jod ein Naturstoff. Lässt sich wenig dran verdienen. Heißt übersetzt: Da müssen Sie sich schon selbst darum kümmern. Da wird Ihnen keine Werbung, keine Pharmaindustrie helfen.

Wobei sich die Pharmaindustrie ansonsten rührig um Ärzte kümmert: Im Jahr 2016 hatten 54 Pharmakonzerne erstmals offen gesagt, mit welchem Betrag genau sie Fachvorträge, Beratungen und Fortbildungsveranstaltungen honorieren: Insgesamt 575 Millionen Euro hatte Pharma 2015 an mehr als 71000 Ärzte und Apotheker und an 6200 medizinische Einrichtungen gezahlt – so das ernüchternde Ergebnis. Dabei hatte nur ein knappes Drittel der mit Geld bedachten Ärzte der Veröffentlichung der Beträge zugestimmt.[44]

Weil also Fortbildung mehr und mehr in den Händen der Pharmaindustrie liegt, wird möglicherweise auch Ihr Hausarzt über Jod nicht so recht Bescheid wissen. Ihr Apotheker auch nicht. Und auch ich erarbeite mir das Wissen soeben selbst – und gebe es gerne weiter. Denn Jod kann sich nicht nur positiv auf die Prostata auswirken, sondern erheblich auch auf die Brustgesundheit und Sie auf Ihrem Weg zu einem gesunden Stoffwechsel unterstützen.

Übergewicht:
Erfolgsformel viel Jod + wenig Carb

Sie wissen inzwischen, dass manche Völker tausendmal mehr Jod zu sich nehmen als wir. Und recht fröhlich überleben. Könnte also Jod auch dem einen oder anderen von uns guttun? Kurze Antwort: Ja.

Wird mir erzählt in der Mail des Tages. Da saß eine Dame vor mir und wollte Körperfett reduzieren. Sie hatte wirklich schon alles richtig gemacht. Hatte 80 Prozent fettverbrennende Enzyme, verlor aber trotz Eiweißshakes und Sport kein Gramm Fett. Wie verhext.

Das gibt es. Laut Uni Frankfurt ist häufig ein leerer Eisenspeicher schuld. Die Patientin hatte tatsächlich Ferritin 32. Aha. Hat sie also per Infusion aufgefüllt. Genützt: nix. Also Schilddrüse? T3, also das aktive Hormon, 2,65. Normal 2,0 bis 4,4. Also ein tiefer Wert trotz Schilddrüsentablette. Das war die richtige Spur:

44. *Heißhunger weg*

»Ich setzte meine Schilddrüsentabletten ab, seitdem ist mein dauernder Heißhunger weg, und nehme nun täglich 50 mg Jod, dazu Tyrosin, Selen und B-Komplex. Und siehe da … es war der Startschuss.
Mein Gewicht ging stetig runter, ich fühle mich rundum gut, bin wach, stecke voller Tatendrang und habe richtig Energie. Ich freue mich auf meine Laufrunden, die vorher wirklich eine Qual waren, und komischerweise bin ich auch nach dem Laufen nicht erschöpft!!«

50 mg Jod ist so etwa tausendmal mehr als unsere gewohnte Dosis in Deutschland. Tja. Wer heilt, hat recht. Beeindruckt mich schon sehr. Und falls Sie nun über die Einnahme von Jod nachdenken: Grundsätzlich die richtige Idee. Aber nicht einfach »einwerfen«. Bitte: Erst messen. Dann die richtige Dosis ermitteln. Dann einnehmen.

No Carb für Teenies?

Vorschläge gibt's! Jeden Tag kommt da so ein kluger Mensch daher und macht mir per Post klar, dass da draußen noch sehr viele Ideen warten, auf die ich noch nicht gekommen bin. Dabei argumentieren die Autorinnen und Autoren dieser Briefe ganz geschickt. Die fangen an mit Lob und Dank und ziehen dann überraschend ein Buchkonzept aus der Tasche. Darf ich Sie an solch einer netten Mail teilhaben lassen?

45. *Keie Nudeln, keine Pickel*

*»Vor einem Jahr bin ich eher durch einen Zufall auf Ihr Tomaten-
buch gestoßen und wusste schon nach ein paar Seiten: Das ist es!
Nach 15 Jahren Weight Watchers und Punktezählen mit sehr
mäßigem Jo-Jo-Erfolg habe ich durch die Informationen in Ihren
Büchern gute 12 Kilogramm abgenommen – und halte dieses
Gewicht mühelos.
Seither ernähre ich mich No bis Low Carb und habe begonnen zu
laufen.
Gerade das Laufen war früher für mich unvorstellbar – immer
tat irgendetwas weh. Nun laufe ich fast täglich ca. vier Kilometer
bei 10–12 km/h und fühle mich danach entspannt. Ich bin ausgeglichener und fröhlicher, was auch meinen beiden pubertierenden
Töchtern zugutekommt, schlafe besser, Migräne kommt deutlich
seltener …
Regelmäßig lese ich Ihre News und gebe oft auch etwas von dem
neu erworbenen Wissen an Freunde weiter – zuletzt den ganzen
Unsinn zum Thema Kalorien. Da ich bei meinen Töchtern aber nicht
ganz durchdringe – ein Leben ohne Pizza, Nudeln und Eis ist für
die beiden nicht vorstellbar –, hätte ich da einen Vorschlag für ein
weiteres Buch: »No Carb für Teenager« – ein kleines Büchlein mit
den grundlegenden Informationen und dem Schwerpunkt weniger
auf Krankheiten, sondern auf Pickeln, Haaren, Haut, Muskeln etc.
Ich als Mutter kann mir da den Mund fusselig reden ;-), auch wenn
meine Töchter meine Verwandlung toll finden.«*

Bleibt zunächst die immer noch unverändert sensationelle Feststellung:
Ohne Kohlenhydrate nimmt man ab. Ohne Kohlenhydrate wird man
ein neuer Mensch. Ohne Kohlenhydrate – also leichter – kann man sogar täglich joggen. Ohne Kohlenhydrate …

Und dann die sensationelle Idee der Mutter: Auch mit Teenies kann
man über Ernährung reden. Über den Umweg … Pickel. Für mich

eine ganz neue Herangehensweise. Die sich leicht verbinden ließe mit einer weiteren Idee:

Wussten Sie, dass Ihnen praktisch alle US-amerikanischen Restaurants (92 Prozent) mit einer einzigen Mahlzeit Ihren Energiebedarf für den ganzen Tag auftischen? Und dass ein Drittel der Restaurants sogar Gerichte verkaufen, die den gesamten Bedarf eines Tages sogar noch übertreffen? Vor dieser Unsitte warnten jüngst Forscher im *Journal of the Academy of Nutrition and Dietetics*.[45] Natürlich muss niemand alles aufessen. Aber: Wie sinnvoll ist es, so viele Nahrungsmittel wegzuschmeißen? Und: Wer schafft es schon, seine Lieblingspizza zurückgehen zu lassen? Wie wäre es also, ähnlich wie auf Zigarettenpackungen auch auf Restaurants Warnhinweise mit schwarzem Rand aufzudrucken. Ich sehe es – Achtung, Scherz! – schon vor mir:

Kohlenhydrate machen Pickel

Diabetes: Leben ohne Spritze

»Ein Leben ohne Pizza, Nudeln und Eis ist für die beiden nicht vorstellbar«, schrieb uns die Mutter zweier Teenies. Wenig überraschend. Aber: Diabetologen? Dass für Diabetesexperten ein Leben ohne Pizza, Nudeln und Eis noch immer nicht vorstellbar ist, bleibt mir unbegreiflich. Lesen Sie selbst:

46. *Nicht spritzen*

»Bei der Kontrolle meiner Heizung kam ich mit dem Meister ins Gespräch. Er wurde vor fünf Jahren, mit über 30 Jahren, als Typ-I-Diabetiker diagnostiziert.
Die Ernährungsberatung lautete, wenn Kohlenhydrate in der Mahlzeit vorhanden waren, sollte er mit Insulin behandeln. Was hat sich der Mann dann gedacht?

›Wenn ich keine Kohlenhydrate im Essen habe, brauche ich, außer morgens das Langzeitinsulin, nicht zu spritzen.‹ Da er nicht spritzen wollte, hat er einfach auf Kohlenhydrate verzichtet.

Bei seiner ersten Kontrolluntersuchung war sein HbA1c auf 5,5 Prozent abgesunken (Kommentar: Unter 5,7 Prozent heißt gesund).

Die Diabetologin war entsetzt und meinte, er müsste den HbA1c auf 6,5 Prozent anheben, damit er nicht unterzuckert. Da er aber nicht bzw. seltener unterzuckerte, einigte man sich, er sollte vorerst so weitermachen.

Seit fünf Jahren blieb sein Wert unter 5,5 Prozent, und er kann ohne Insulinspritze seinem Sport und seiner Arbeit nachgehen. Die Diabetologin lässt ihn in Ruhe, versteht aber bis heute nicht, wie dies gehen kann.«

Soso: Die Diabetologin versteht bis heute nicht, »wie dies gehen kann«. Zum Glück haben Sie es längst verstanden. Kennen sich aus mit dem Thema »Paleo«. Mit No Carb. Mit genetisch korrekter Kost. Und heilen so allerlei Krankheiten, die eigentlich als nicht heilbar gelten.

Hashimoto: Ist heilbar

Die Hashimoto-Thyreoiditis ist eine Autoimmunerkrankung, die zu einer chronischen Entzündung der Schilddrüse führt. Ist Hashimoto heilbar? Nein, sagt die Schulmedizin und weiß auch den Grund: Bei Hashimoto-Thyreoiditis, so ihre Vorstellung, wandern Lymphozyten und Plasmazellen in die Schilddrüse und machen Schilddrüsengewebe kaputt. Unwiderruflich. So kippe eine anfängliche Überfunktion der Schilddrüse in eine chronische Unterfunktion um. Deshalb: Pharma.

Nein, sagt auch der Hausarzt. Ja, sagt die Patientin. Wer hat dann recht? Die Geschichte ist so lustig und unterhaltsam, dass ich sie gerne komplett zitiere:

47. Wette gewonnen

»Mit Begeisterung und Überzeugung habe ich mit der Einnahme von Dekristol begonnen, meinem Hausarzt berichtet und Kopien Ihrer Analysen ausgehändigt. Seine Reaktion hat mich sprachlos gemacht: Er, Anfang 40, der selbst seit Jahren Thyroxin schluckt, wollte mit mir um 500 Euro wetten, dass Hashimoto nicht heilbar ist! Wie blöd von mir, dass ich davon so überrascht war, dass ich ihn nur ungläubig angestarrt habe, anstatt darauf einzugehen! So einfach komme ich sonst nicht an 500 Euro! Und ich war sowas von überzeugt, dass ich recht behalten würde.

Nach einem halben Jahr war es so weit, ich habe das Thyroxin immer weiter reduziert und im Mai 2016 komplett aufgehört. Sechs Wochen habe ich gewartet, dann war ich zur Kontrolle. Das Gesicht meines Hausarztes … es war unbeschreiblich und eines meiner Highlights dieses Jahres!! Die Werte waren absolut in Ordnung, und er musste zugeben, dass ich die Wette gewonnen hätte.

Kleinlaut fragte er mich, ob ich es tatsächlich durch Vitamin D geschafft habe, und er meinte, dass er selbst es ja auch mal versuchen könnte. Es sei ihm gegönnt, dass er sich auch heilt, obwohl er mich dann noch wütend gemacht hat:

Mich interessierte ein Wert aus Ihrer Analyse, die ich ihm letztes Jahr kopiert hatte, weshalb ich den Arzt bat, diese an seinem PC aufzurufen. Dabei schaute ich auf seinen Monitor und fand eine handschriftliche Notiz: ›Quacksalberei‹. Voller Empörung fragte ich ihn, wer das geschrieben habe. ›Ich‹, sagte er. ›Und was sagen Sie nach meinen heutigen Ergebnissen dazu?‹ ›Ich nehme es zurück und werde das löschen.‹

Einfach unglaublich. Mir hat es wehgetan, dass sich ein kleiner Allgemeinmediziner aus Castrop-Rauxel erlaubt hat, Ihre Analysen abzuwerten.«

Eine der großen Entdeckungen der letzten Jahre war ja, dass Vitamin D, tatsächlich ein Hormon, in der richtigen Dosis Interferon stimuliert. Ein geheimnisvoller, hochwirksamer Stoff, der in der Medizin schon längst bei Autoimmunkrankheiten eingesetzt wird. Mit Erfolg. Wieder einmal hat die Natur mit ihren hocheffektiven, wenig spektakulären Mitteln die Pharmaindustrie mit ihren oft wenig effektiven, aber mit lauter Werbetrommel in Szene gesetzten Mitteln längst überholt. Jetzt auch in Castrop-Rauxel bekannt.

»Einzelfall aus dem Pott«, denken Sie? Weit gefehlt. Der Zusammenhang wurde längst untersucht und bewiesen, ausgerechnet auf der Insel Kreta, von Elias E. Mazokopakis, Internist am Naval Hospital, Chania.[46] Untersucht wurden 218 Hashimoto-Patienten, davon mehr als 85 Prozent mit Vitamin-D-Mangel – erstaunlich genug auf der Sonneninsel. Dann vier Monate Vitamin D_3 (Cholecalciferol, CF) oral, 1200–4000 I. E. täglich.

Ergebnis: Bei den Patienten mit Vitamin-D-Mangel Rückgang (20,3 Prozent) des wichtigen Hashimoto-Markers TPO-Antikörper im Serum. Signifikant. Nix Einzelfall.

Dicke Beine?
Manchmal fehlt nur Kalium

Das immense Wissen der Molekularmedizin auf der einen Seite. Und die Hilflosigkeit der Krankenhäuser angesichts simpelster Symptome auf der anderen Seite. Es ist eine Hilflosigkeit, die ich auch aus meinen frühen Jahren als Arzt kenne. Ich war damals erklärter, daher hilfloser Schulmediziner.

Zusammen mit Ihnen habe ich mittlerweile etliches dazugelernt, lerne jeden Tag weiter. Umso schmerzhafter wirken dann Ihre Fälle. Wenn Sie mir, wie folgende Dame, von dieser kompletten Ahnungslosigkeit auf den Krankenhausfluren berichten. Lesen Sie selbst:

48. Keine Dellen mehr in der Wade

»Ich muss Ihnen danken für Ihre täglichen News und dafür, dass Sie Ihr Wissen einfach so, kostenlos, jedem, der es denn wissen möchte, zur Verfügung stellen. Mich haben Sie damit gerettet.
Ich leide seit Jahren an Ödemen, vor allem an Beinödemen, aber auch generell an Wassereinlagerungen überall. Und in diesen Jahren wurde ich auf den Kopf gestellt:

- Lymphszintigraphie (Verdacht auf Lymphödem),
- Herzuntersuchungen,
- Nierenuntersuchungen.

Am Ende hieß es, es seien wohl Lipödeme, und da könne man gar nichts machen. Ich müsse mich damit abfinden. Und täglich, für den Rest meines Lebens, Kompressionsstrümpfe tragen. Ich bin 33! Und da ich an Neurodermitis leide, haben mich diese Strümpfe wahnsinnig gemacht. Bis ich sie schließlich in den Müll geworfen habe …
Zu den Ödemen: Ich bat meinen Endokrinologen (ich habe auch noch Hashimoto), so viele Mineralstoffe und Vitamine wie möglich zu kontrollieren. Wie er das abgetan hat, können Sie sich nicht vorstellen.
Und heraus kam ein massiver, wirklich massiver Kaliummangel. Aber ich sollte nicht etwa Kalium substituieren, nein, ich sollte in ein paar Wochen wiederkommen, ob dann die Werte immer noch so seien. Oder ich sollte in die Notaufnahme gehen.
Hä!?
So schlimm steht es um mich, dass ich ins Krankenhaus soll? Aber trotzdem soll ich bei Kaliummangel keine Kaliumpräparate einnehmen? Ich fand das nur abenteuerlich. Sofort in die Apotheke und Kalinor gekauft. Die Höchstdosis täglich genommen.
Und natürlich, Sie ahnen es: Die Ödeme verschwanden. Erst wenig, mit der Zeit komplett. War fassungslos. Nach Jahren konnte ich

*abends keine Delle mehr auf den Schienbeinen eindrücken. Die
Beine und Füße wurden leicht und schlank wie ewig nicht mehr.
Jetzt: Zwei Schuhgrößen und zwei Hosengrößen weniger.
Lipödeme!! Diese Horrordiagnose! Und am Ende war es simpler,
blöder Kaliummangel.
Mein Endokrinologe kontrollierte die Werte nach ein paar Wochen
und war bass erstaunt, dass der Kaliumspiegel in der oberen Norm
war. Da (erst da!) sagte ich ihm, ich hätte, entgegen seinem Vor-
schlag, substituiert. Und was glauben Sie?
Da war er sauer.
Richtig sauer.
Glücklich, dass es der Patientin viel besser geht? Ach nein. Weit
gefehlt. Er war sauer. (»Sie können doch nicht einfach auf eigene
Faust etwas einnehmen …!«).
Und ich war wütend.
So wütend.
Wie grob fahrlässig dieser Typ ist. Wie dumm. Unfassbar.
Ich gehe nie wieder zu ihm.«*

Verständlich. Viele von Ihnen, ich jedenfalls mehrfach, haben das Gleiche erlebt. Gelernt haben wir wieder, dass es die Moleküle sind. Dass
der Mensch manchmal wirklich nur Läuse hat – hier also: Kaliummangel. Sie sollten ein bisschen Mut fassen. Auch in der Welt der Laien ist
diese Story doch sensationell. Sowohl der ganze peinliche Vorgang wie
aber auch die für mich hundertprozentige Gewissheit, dass es am Ende
des Tunnels immer (immer!) Licht gibt.

Die Molekularmedizin. Ich bin sicher, dass jeder von Ihnen, liebe
Leserinnen, lieber Leser, die Revolution hinter diesem Satz mitempfin-
den kann, der schon einmal so massiv selbst betroffen war. So wie die
obige Mailschreiberin.

It's the simple things in life.
Hier: Kalium.

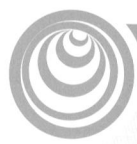

AUF EINEN BLICK

- **Übergewicht runter:** Männer mit einem Bauchumfang von mehr als 102 cm und Frauen mit einem mehr als 88 cm umfassenden Bauch leiden häufiger an Herz-Kreislauf-Erkrankungen, an Stoffwechsel-erkrankungen wie Diabetes und auch an Krebs. Kommen hoher Blutdruck und ungünstige Blutzucker- und Blutfettwerte dazu, steigt das Risiko, ernsthaft krank zu werden oder es längst schon zu sein, noch weiter an. Was hilft? Hier, ganz verkürzt und einfach dar-gestellt: Jeden Tag bewegen. Und: No Carb. Also wirklich: No. Carb.

- **Diabetes:** Bei gesundem Stoffwechsel befördert Insulin den Zucker aus unserem Blut in die Zellen. Bei Diabetes Typ 2 reagieren die Zellen nicht mehr auf das Insulin, der Zucker bleibt im Blut. Stän-dig erhöhter Blutzuckerspiegel schädigt Blutgefäße und Nervenzel-len. Schüttet der Körper allerdings zu viel Insulin aus, spricht man von Hypoglykämie: Folge ist ein zu niedriger Blutzuckerspiegel mit ebenfalls gravierenden Folgen von Migräne über Konzentrations-störungen bis ADHS. Empfehlung: Vitamin-B-Komplex, Vitamine C und K, Chrom, Zink, Magnesium und Kalium. Kohlenhydrate runter, Ballaststoffe, Proteine und gesunde Fettsäuren rauf. Und jeden Tag raus, laufen.

- **Hashimoto:** Der vollständige Name dieser Autoimmunerkrankung lautet Hashimoto-Thyreoiditis. Zu Beginn dieser Erkrankung steht oft eine Überfunktion der Schilddrüse, dann zerstört das Immun-system das Schilddrüsengewebe immer weiter, sodass es zu einer langfristigen Unterfunktion kommt. Studien zufolge sprechen Ha-shimoto-Patienten positiv auf Selen an. Bei Schilddrüsenunter-funktion empfiehlt sich außerdem die Einnahme der Vitamine A, C, D und E, Vitamin-B-Komplex, Zink, Magnesium, Eisen und

Omega-3-Fettsäuren. Jod sollte erst später, wenn sich die Schilddrüse bereits erholt hat, eingenommen werden.

- **Wassereinlagerung raus:** Wassereinlagerungen sind während der Schwangerschaft oder im Rahmen der sogenannten »Frauenbeschwerden« häufig. Was hilft? Zumeist Vitamin B_6 und Magnesium. Wassereinlagerungen können auch als Nebenwirkung von z. B. urinbildenden Medikamenten auftreten. Ursachen sind hier die vom Medikament ausgelösten Mineralstoffmängel, die wiederum behoben werden können durch die Einnahme von Natrium, Kalium, Kalzium, Magnesium.

- **Harnröhre frei:** Eine der am häufigsten auftretenden, sogenannten gutartigen Erkrankungen des Mannes ist die benigne Prostatahyperplasie (BPH), das heißt eine Vergrößerung der Prostata. Fast die Hälfte aller Männer ab 50 Jahren sind davon betroffen; laut Universität Heidelberg lässt sich bei praktisch allen Männern ab 80 Jahren eine BPH nachweisen. Allerdings leiden nicht alle Betroffenen gleichermaßen unter der Veränderung. Nur 10 bis 20 Prozent müssen behandelt werden.
  Die Vergrößerung der Prostata entwickelt sich – anders als Prostatakrebs – nicht außen in der peripheren Zone, sondern in der Übergangszone. Durch das Wachstum innen wird die äußere Zone der Prostata zusammengedrückt. In der Folge wird auch die Harnröhre verengt, was zu den oben beschriebenen, ausgesprochen lästigen Beschwerden führt und mehr: Restharn, Blaseninfektionen, Blasensteinen und Harnstauungsnieren. Die klassische Behandlung der BPH heißt Operation, mittlerweile auch mit Lasertechnik. Daneben haben sich zahlreiche alternative Heilungsmethoden mit pflanzlichen Stoffen etabliert.

Fein gestimmt: Organe und Sinne

Krankenschwestern und Krankenpfleger sind praktisch-kluge Menschen. Was die täglich erleben und erleiden müssen … das prägt. Intuitiv würde man annehmen, dass diese Fachleute außerordentlich gesund sein müssen und es auch sein wollen. Sie haben das Leid ja ständig vor Augen.

Niere und Gebärmutter: So verschwinden Wucherungen

Leider sind die Menschen im Pflegeberuf auf das Gebäude Schulmedizin angewiesen. Mehr noch: Die meisten sind mit deren Dogmen erzogen. Wie sich das ganz schnell ändert, wenn es darauf ankommt, hat mir vor sechs Jahren einmal eine Krankenschwester geschrieben:

49. Myome und Zysten weg

»Ständig müde, erkältet, Rückenschmerzen, massive verhärtete Verspannungen im Schulter-Nacken-Bereich, linkes Knie jammerte ständig vor sich hin, Schlafstörungen, kurz vor dem Einschlafen plötzliches unerklärliches Herzrasen und Schweißausbrüche.
Ich war beim Hausarzt: erschreckende Blutwerte, sehr schlechte Lungenfunktion, im Ultraschall Myom der Gebärmutter, Zysten der Niere. Habe ich zur Kenntnis genommen, mich zum Gynäkologen und Nephrologen begeben und da checken lassen. Beide sagten: Na ja, Sie müssten abnehmen. Der Gynäkologe drohte mit Operation. Ich nahm auch das zur Kenntnis und bereitete mich auf ein Leben in Krankheit vor.

Der Hausarzt hatte mich natürlich mit ausreichend Tabletten versorgt, u. a. Statine zur Senkung des LDL, der Nephrologe hat noch 'nen Betablocker obendrauf gelegt.

Von all den Tabletten ist mir furchtbar schlecht geworden, die Nebenwirkungen hatten mich voll im Griff. Und ich hatte Angst, sehr viel Angst.

Eines Nachts, schlaflos, habe ich mir gedacht, das kann es nicht sein, ich bin erst 44 Jahre, und wenn ich jetzt noch 20 Jahre zu leben habe, verbringe ich die todkrank und werde immer kränker. Zu Weihnachten bekam ich die FROHMEDIZIN geschenkt. Das war und ist bis heute meine Rettung gewesen. Ich hab's in zwei Tagen durchgelesen und sofort umgesetzt. Normalerweise bin ich nicht so leicht zu beeindrucken, und in meiner Ausbildung zur Krankenschwester wurden mir auch die Regeln der DGE eingebläut.

Bis heute habe ich 14 kg abgenommen, laufe fast jeden Tag, meine Blutwerte sind toll, das Bauchfett ist fast weg, deutliche Erhöhung der sogenannten Magermasse, keine Tabletten mehr (!!!), kein Herzrasen, das Myom und die Zysten in der Niere haben sich ohne irgendetwas verabschiedet.«

Sagt eine Krankenschwester. Die solche »Krankheiten« ja täglich mitbekommt. Dass die aber einfach verschwinden können, das hat sie wohl in der Praxis noch nie erlebt. Jetzt aber bei sich selbst. Nenne ich Frohmedizin. Weiter geht's:

»Schön ist auch, dass mein seelischer Zustand sich gebessert hat. Ich bin glücklicher, ausgeglichener und gelassener. Und wenn ich mir heute ins Gesicht schaue, gefalle ich mir. Das Gesamtbild ist verjüngt.«

Sie erinnern sich an den Titel »forever young«? Bestseller? Ich wette, Sie haben diesen Titel niemals ernst genommen. Niemals wörtlich. Doch diese Krankenschwester zeigt uns, dass »forever young« eine ganz greifbare, eine gute sichtbare physiologische und biochemische Realität ist. Weil man freilich sein Leben auf den Kopf stellt. Den Entschluss fasst zu leben. Wie heißt es so schön:

Es gibt nichts Gutes, außer man tut es.

Tschüss, Fettleber. Hallo, Lebenskraft

Sie wollen es ja. Sie wollen leben! Und suchen Ihren Weg mit … Lesen. Im folgenden Fall wurden die acht jüngsten Bücher von einem gewissen Internisten aus Roth gelesen, allesamt Heyne Verlag. Und offenbar haben die überzeugt. Der Brief, den ich in diesem Fall bekommen habe, war eher eine ausführliche Fallbeschreibung. Jedenfalls war er so lang, dass ich Ihnen eine Zusammenfassung in Stichpunkten liefere:

50. Und das Gehirn wacht auf

Situation vorher:
- *deutlich adipös*
- *wenig belastbar (physisch und psychisch)*
- *Fettleber*
- *kaum Antrieb, schlapp*
- *nach der Arbeit einfach k. o.*
- *kaum Bewegung, kein Sport*
- *viele, viele Süßigkeiten (wie eine Sucht)*
- *Gefühl wie dement (»Matschhirn«, IQ-Rückgang-Gefühl)*

Situation nachher:

- *ca. 20 kg weniger, nicht mehr adipös*
- *kaum noch TV*
- *deutlich belastbarer*
- *Gehirn ist wieder aufgewacht! Kreativer*
- *viele Ideen mit zeitnah folgenden Taten*
- *ausgeglichener, mehr Saft und Kraft*
- *»Aufräum- und Dekoriertrieb« zu Hause*

Wie geschafft?

- *anfangs täglich mindestens eine Stunde Sport zu Hause (meist Zumba-DVD)*
- *täglich mindestens 30-Minuten-Lauf an der frischen Luft, unabhängig vom Wetter*
- *täglich Vitamine und Nahrungsergänzungen über den Tag verteilt*
- *täglich Nüsse knabbern (besonders Mandeln, Walnüsse …)*
- *betont eiweißreiche Kost (Fisch, Hüttenkäse, Harzer Käse, Garnelen, Eiweißshakes, Eier)*
- *vor dem Laufen Carnitin*
- *während des Tages meist zwei Eiweißshakes*

»Mein Abi-Mathelehrer hat gesagt, dass es ab 18 nur noch konstant bergab geht. Mit über 40 fehlte mir die Vorstellungskraft, wie man mindestens noch weitere 40 Jahre alt werden soll, wenn man mit 40 schon so abgemattet und geplättet ist. So war das zumindest vorher. Jetzt freue ich mich einfach über das aktuelle neue Wohlgefühl, die neue Lebenskraft.«

Tja. Manchmal trägt nicht nur die Schulmedizin massiv zum Niedergang der Lebenskraft bei, sondern schon die ganz normale Schule. Zum Glück haben Sie da auch …

Lesen gelernt.

Sind losgegangen auf Ihrem Weg der Heilung. Und irgendwann schaltet sie sich dann dazu: die Intelligenz Ihres Körpers. Eingebaut. Steht Ihnen zur Verfügung. Sie müssen sie nur nutzen.

Kulinarische Intelligenz: Haben Sie!

Ja, Sie dürfen sich an den Gedanken gewöhnen, dass Ihr Körper vollkommen ist. Jedenfalls vollkommen geschaffen worden ist. Deswegen schaue ich mit wachsender Begeisterung Kindern zu. Wie sie hüpfen, springen, zappeln, schreien, lachen, kichern. Da ist alles vollkommen, alles rund. Da gibt es keine Defizite. Da wird auch nicht gegrübelt. Da … passiert einfach alles. Abläufe eines hochintelligenten Mechanismus. Des vollkommenen Körpers.

Denken Kinder über Essen nach? Grübeln die über Kalorien? Studieren die Nährwerttabellen? Nach meiner Beobachtung … essen die einfach. Genau das, was ihnen gerade schmeckt. Das Geheimnis dahinter: Genau das, was ihr Körper gerade braucht. Wird ein Erwachsener nie mehr verstehen.

Nie mehr? Doch: Dann erneut, wenn Sie laufen. Oder, wie die Patientin in der Geschichte oben, jeden Tag eine Stunde lang Zumba tanzen.

Nach drei Monaten meldet sich dann diese innere Stimme: »Limo? Eigentlich ziemlich eklig. Wasser wäre eine gute Alternative …« Oder: »Schon wieder Fast Food? Nicht wirklich, oder!? Schon mal an … Gemüse gedacht?« Wissenschaftler nennen das: somatische Intelligenz. Ich sage: kulinarische Intelligenz.

Kinder haben sie. Erwachsene haben sie erstickt mit künstlichen Zusatzstoffen im Essen, mit fettem Braten, Softdrinks und Schokobonbons, Alkohol und Pillen. Aber wer täglich läuft und seine Körperzellen 30 Minuten mit Sauerstoff beschenkt, weckt sie wieder auf: die Lust auf natürliche Lebensmittel.

Ihr Körper weiß präzise, was er braucht. Deshalb die allgemein beklagte Fresssucht der Bevölkerung. Das massiv zunehmende Übergewicht: Der Körper braucht ja dringend Vitamine, Mineralien, Spurenelemente, Proteine. Fordert Nahrung ein. Kriegt seine 47 lebenswichtigen Vitalstoffe aber nicht mehr, weil sie in Discounterpasta einfach nicht drinsteckt. Isst also immer mehr, ist immer verzweifelter auf der Suche nach diesen lebensnotwendigen Stoffen. Fresssucht und Übergewicht finden so eine ganz einfache, natürliche Erklärung.

Schon gewusst? Elefanten verzehren kiloweise schwarzen Schlamm, Schlick. Experten raunen dazu geheimnisvoll vom hohen Mineralstoffgehalt des Schlammes. Glauben Sie, dass die Elefanten erst in Tabellen nachgeschlagen haben? Oder Blutanalysen bei sich tragen? Oh nein: somatische Intelligenz. Eingebaut.

Sie dürfen mir ruhig glauben: Ihr Körper ist … vollkommen geschaffen. Nur wird so vieles dieser Vollkommenheit schon ab frühester Jugend zugeschüttet. Schläft ein. Verrostet. Das einfachste Gegenmittel: Laufen Sie! Täglich!

Und sollten Sie das aus irgendeinem Grund eines Tages nicht mehr können, walken Sie. Oder fahren Sie Boot. Wie folgende Dame:

Augen auf! Geht doch!

Wenn man einmal die 80 überschritten hat, dann darf man sehr wohl urteilen. Man hat nämlich die Lebenserfahrung. Es ging in folgendem handschriftlichen Brief um

- zunehmende Erblindung bei Makuladegeneration
- Herzrhythmusstörungen.

Die Leitlinien der Schulmedizin kennen wir inzwischen alle. Von *Avastatin* gespritzt bis hin zur *Ablatio* am Herzen. Nicht ungefährlich. Die 80-jährige Patientin hatte eine andere, eine bessere Idee:

51. Schippern auf der Ostsee

»Ich bin überglücklich, dass die Makuladegeneration nicht zugenommen hat. Der Oberarzt hat mir (im Nachhinein!) bestätigt, dass

169

meine Entscheidung gegen die Spritze absolut richtig war. Was will man mehr?

Ich kann bei Sonne wieder allein auf die Straße, da ich wieder uneingeschränkt sehen kann: ankommender Verkehr, Ampel und so weiter.

Ich bin da nicht mehr geblendet, und mein Augenarzt hat festgestellt, dass die Sehkraft sich von 60 auf 80 Prozent verbessert hat. Vielen, vielen Dank Ihnen dafür!«

Liebe Augenärzte, lieber Ordinarius für Augenkrankheiten an der Universität, bekommen Sie solche Briefe? Von Menschen, die sich gegen Ihre Behandlung gewehrt haben und deren Sehkraft von 60 auf 80 Prozent zunimmt? Und: Wüssten Sie, was hinter dieser Heilungsgeschichte steckt?

Hier die kurze Erklärung: Altersbedingte Makuladegeneration (AMD) ist eine Stoffwechselstörung im Auge, bei der die Sehkraft genau im Bereich des schärfsten Sehens schwächer wird – also in der Makula, dem gelben Fleck. Auslöser können sein: UV-Licht, Rauchen, Bluthochdruck, schlechte Ernährung, oxidativer Stress. Dann lagern sich kleinste Stoffe im Auge ab und stören das Sehen. Was kann man tun? Alles, was gegen oxidativen Stress wirkt, also freie Radikale abfängt:

- Betacarotin
- und Vitamin E
- in Kombination mit Vitamin C
- und Zink.

Bewiesen: Schon die erste Age-Related Eye Disease Study (AREDS) hatte gezeigt, dass eine Supplementierung mit Antioxidantien (Betacarotin und den Vitaminen C und E) und Zink mit einem signifikant reduzierten Risiko für ein Fortschreiten der AMD verbunden war. Sehkraft also auf 80 Prozent gebessert. Doch im Alter kommt schnell eins zum anderen:

*»Inzwischen hatte sich mein Herz wieder Rhythmusstörungen
ausgedacht. Da ich weiß, was mich bei der Schulmedizin erwartet,
habe ich das selbst in die Hand genommen.
Bei Ihnen war der Kaliumwert 4,2, bei der nächsten Messung 4,1.
Ich hatte mehrere Tage stark geschwitzt, also vermutlich war der
Wert noch deutlich abgesenkt.
Aufgetreten waren Störungen nach einem flotten Spaziergang.
Nachdem ich das zusammengepuzzelt hatte, habe ich 2x1 Brause-
tablette Kalium täglich genommen. Und das über mehrere Tage.
Nach 10 Tagen war der Kaliumwert bei 4,5. Noch ein paar Tagen
2 Tabletten pro Tag, und das Herz schlug wieder ruhig und normal.
Außerdem natürlich immer Magnesium bis an die Grenze zum
Durchfall.
Somit bin ich der Frage der Stationsärztin beim Aufnahmegespräch
(im vorigen Sommer) entgangen: ›Wer ist Ihr Pfleger? – Sie müssen
doch einen Pfleger haben!‹*

Schulmedizin. Starrer, enger Blickwinkel. Feste Formeln. Da ist jemand
alt, fast blind, das Herz spinnt, heißt übersetzt: Pflegefall. Pflegeheim.
Aufgeben. So hatte sich diese Dame ihre Sommer nun überhaupt nicht
vorgestellt. Hat ihr Leben lieber in die eigene Hand genommen – und
ist in See gestochen:

*»Jetzt können mein Mann und ich beruhigt für drei Monate mit
unsrem Boot an der Ostsee herumschippern. Ich grüße Sie herzlich!«*

Na dann: Ahoi! Frohmedizin gegen Schulmedizin. Wie oft noch? Wie
viel Leid noch? »Makuladegeneration führt nun einmal zur Blindheit«,
hatten die Schulmediziner ihr gesagt. »Selten so gelacht« ist die richtige Antwort.

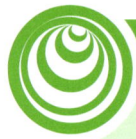

- **Myome und Zysten:** Werden bei Frauen Myome oder Zysten entdeckt, findet sich sehr häufig auch Zinkmangel. Wenn Sie als Betroffene Zink einnehmen, werden Sie in den meisten Fällen ein messbares Verschwinden der Wucherungen erleben. Betroffene unterstützen ihre Heilung signifikant, wenn sie außerdem ihre Nährstoffmängel ausgleichen, wenn sie sich jeden Tag im Freien bewegen und sich regelmäßig kleine Entspannungsphasen gönnen.

- **Fettleber:** Eine Ursache für Fettleber kann Vitamin-D-Mangel sein oder ein Zuviel an Fruktose. Weit häufiger ist wohl aber die alkoholbedingte Fettleber. Alkohol schädigt die Leber über einen Umweg: Es sind die Bakterien im Darm, die mit bakteriellen Toxinen heftig auf Alkohol reagieren. Diese Toxine werden an die Leber geliefert, und das führt zu Leberkrankheiten. Präventiv wirkt die Kombination von Vitamin C und Vitamin E. Studien haben auch gezeigt, dass mäßiger Kaffeekonsum vor Fettleber schützen kann. (Nein: Diese Information ist kein Freifahrtschein für Alkohol.)

- **Guter Durchblick mit Vitalstoffen:** Ihre Augen sind hochsensibel – das müssen sie für gutes Sehen notwendigerweise sein, das macht sie aber auch anfällig. Um Ihre Augen zu schützen, sollten Sie sie vor allzu hellem Sonnenlicht in Sicherheit bringen (Schatten, Hut oder beides) und ihnen immer wieder Pausen von Computer- und Smartphonebildschirmen gönnen.
Ihre Sehkraft unterstützen Sie sehr gut mit den Vitaminen A, Riboflavin (B_2), C und E, außerdem mit Zink und Selen. Bei Problemen mit dem Grünen Star (Glaukom) hat sich die Einnahme von L-Arginin in Einzelfällen als sinnvoll erwiesen. Bei Makuladegeneration wirken auch Lutein, Zeaxanthin und Omega-3-Fettsäuren.

Unerschöpflich: Energie und Lebensfreude

Wenn jemand auf den Tisch haut, kann das der Beginn eines Wunders sein. Wie ich soeben lese in der erstaunlichsten Mail dieses Jahres. Ich bezweifle, dass ich 2019 noch etwas Glücklicheres lesen darf. Glück ist ja etwas Ansteckendes und betrifft nicht nur den geheilten Patienten.

Die Mail beweist mir erneut, dass Demokrit recht hatte mit seiner Behauptung, dass der Mensch aus kleinen Teilchen besteht. Halt, stopp: bestehen sollte. Hinter diesen Teilchen steckt die Idee der Ordnung. Geordnete Teilchen. Heißt andersherum: Sind diese Moleküle nicht geordnet, weisen sie Lücken auf, dann … spürt der Mensch das. Leidvoll.

Forever young in jedem Alter

Das Gegenteil ist auch wahr: Geordnete Moleküle, gutes Leben. Klingt fast zu einfach. Dass es trotzdem so ist, lernen wir aus der Mail von heute:

52. Zurück im Leben

»Das Wunder geschah meinem Papa, einem Ingenieur der alten Garde, heute über 80 Jahre jung, wenige Monate nach dem Ableben seiner schwer kranken Frau, die er jahrelang gepflegt hatte. Totalabsturz mit Schwindelanfällen, grobem Händezittern, Desorientierung, körperlichem Verfall in erschreckender Stärke, greisenhafte Trippelschritte bei Fortbewegung im Haus, Verweigerung jeglicher Aktivitäten im Außen.

Nach wenigen Monaten habe ich Ende Dezember auf ›den Tisch gehauen‹. Medikamente gecheckt. ASS, Statine und Diuretika sofort abgesetzt. Ich trau mich was, nicht wahr?

Aus meinen NEM-Beständen zusammengestellt: Omega 3, Vit. D mit K_2, Selen mit Vit. C, Vit. E, Vit. B, Vitamineral, Kokosöl, Q10, Ubichinon, Mg, Zn.

Von Woche zu Woche konnten wir Veränderungen registrieren, die gestern gipfelten!

Es schellt an der Tür. Mein Papa steht mit blitzblanken blauen Äuglein vor der Tür. Erzählt mir, dass er beim Friseur war, einkaufen war, und das alles untermalt mit kraftvollen Schritten rein in unser Wohnzimmer. Wo er sogleich unserem Besuch erzählt hat, wie toll es ist, wieder Auto fahren zu können! Bravo, Papa, willkommen zurück im lebenswerten Leben!!!«

Klingt unglaublich, ist unglaublich, ist aber wahr. Schreibt mir eine Frau Doktor. Die sich ganz offensichtlich auskennt. Den Papa habe ich nie gesehen.

Es funktioniert!

»Es funktioniert!« ist wohl der Schlüsselsatz dann, wenn man Anleitungen sucht, wie man das Leben zu leben hätte. Eine neue Trainingsmethode im Sport? Ketose? Diskutieren können Sie lange. Jeder weiß dazu etwas Gescheites. Entscheidend ist: Funktioniert es oder nicht? Kann man im Sport sehr klar beantworten.

In der Medizin? Welche Ratschläge gibt es hier? Auch aus der Naturheilkunde, aus der chinesischen Medizin, aus der Esoterik. Mir zunächst völlig egal. Ich frage stets: Funktioniert es? Ganz im Sinne von »Wer heilt, hat recht«.

Und da schreibt mir doch tatsächlich eine von Ihnen, die »schon jeden guten Glauben an Ärzte verloren« hatte. Spoiler vorab:

53. So fit wie nie. Mit 90.

»Ich wollte Ihnen nur sagen, dass es funktioniert, so wie Sie es in Ihren Büchern beschreiben. Der Arzt hatte gesagt: Das wird nix mehr.
Aber: Meine Mutter, knapp 90 Jahre, ist so fit wie noch nie. Lebt also immer noch. Die Ärzte sprechen von einem Wunder, ich spreche von gesundem Menschenverstand.«

Jetzt wird's wirklich spannend. Also lasse ich Sie noch einmal ausführlich mitlesen in dieser Mail, die mich einen ganzen Tag lang einfach nur optimistisch gestimmt hat. Vielleicht geht es Ihnen ja auch so:

»Vor sechs Jahren ist mein Vater gestorben, er hatte Parkinson. Daran ist er allerdings nicht gestorben, sondern an den Folgen eines Oberschenkelhalsbruchs. Sein Leidensweg dauerte fünf Wochen, angeschnallt an ein Bett. Ruhiggestellt, eine Unterhaltung war nicht mehr möglich. Mir taten sich alle Abgründe eines Krankenhauses auf.
Ein halbes Jahr später stürzte meine Mutter die Treppe runter. Mehrere Wirbelbrüche, Armbruch, große Platzwunde am Kopf. Ihr Herz wollte nicht mehr, ihre Herzklappen schließen alle nicht mehr, da herrscht Tag der offenen Tür.
Sie wurde reanimiert, bekam eine künstliche Herzklappe. Nach fünf Monaten konnte sie entlassen werden, aber die Ärzte sagten also, das wird nix mehr.
Ich habe dann mit meinem Mann, der seit über 30 Jahren ein Fitnessstudio betreibt und sich bestens auskennt als ehemaliger Bodybuilder mit Eiweiß, Vitaminen, Mineralien …,
einen Ernährungsplan erstellt: Eiweißpulver, Magnesium hoch dosiert, Omega 3, Vit. B, Vit. D, Silymarin und Enzyme.«

Selbstverständlich hat die Tochter alle Medikamente abgesetzt. Wissen Sie, weshalb?

»Die Leberwerte waren mies, Juckreiz am ganzen Körper, Übelkeit, war nur am Brechen, massiv abgemagert.«

Nicht ohne Grund nennt die Tochter (ich bitte um Entschuldigung) diese schulmedizinischen Hilfen »diese vielen Scheißmedikamente«. Die Tochter darf das. Die hat den Heilungserfolg nämlich bewiesen.

»Wir haben gerade ihren Geburtstag gefeiert (knapp 90), und sie ist so fit wie noch nie. Lebt also immer noch. Die Ärzte sprechen von einem Wunder, ich spreche von gesundem Menschenverstand.«

So einfach: Tabletten abgesetzt, »Lebensstoffe« ergänzt und … Mama ist so fit wie noch nie. Und das mit knapp 90. Was könnte besser beweisen, dass Frohmedizin funktioniert? Sie erleben es ja, Sie schreiben darüber. Und Sie glauben gar nicht, wie sehr Sie damit anderen helfen. Ihre Geschichten machen anderen Mut, Ihre Geschichten geben Sinn, und Ihre Geschichten geben anderen die Kraft, das Leben in die eigene Hand zu nehmen. So hilft die eine der Mutter, die andere hilft sich selbst. So wie diese junge Frau:

Und die Vitalität kommt zurück

Vor mir sitzt also eine gute Sportlerin. Sagt sie jedenfalls. Woher ich weiß, dass sie recht hat? Ganz einfach: Ich rechne ihren BMI aus. 18,6. Einverstanden.

Doch ein sportlicher BMI allein macht noch längst kein Glück. Und leider hat auch die junge Dame wenig Spaß am Leben. Sie kann, so berichtet sie mir, seit vier Jahren ihren Sport kaum mehr ausüben. Weshalb? Ständig Infekte. Einer geht in den anderen über. Wenn sie nur fünf Kilometer joggt (nicht rennt!), ist sie drei Tage »völlig erschöpft«, wird unweigerlich krank.

Kennen Sie das? Kenn ich in- und auswendig von Leistungssportlern. Heißt üblicherweise Übertraining. Je ehrgeiziger die Sportler, desto weniger wollen sie es glauben. Was man da tun kann? Nun ja: Vernünftig trainieren. Heißt: Bewegung *plus Regeneration*. Vernünftig essen: Also gesunde, vernünftig produzierte Lebensmittel *plus NEMs*.

Die Dame war selbstverständlich bei vielen Ärzten, nur helfen konnte niemand. Und was wurde alles versucht: Schwermetallausleitung, Vitamin-D-Therapie (dabei war ihr Vitamin-D-Spiegel hier nur 31; soll, wie Sie wissen, 40 bis 80 sein). Und so weiter. Des Rätsels Lösung? Stand diesmal auf zwei Beinen:

1. Glutenunverträglichkeit: Beschädigter Dünndarm. Lebensnotwendige Stoffe werden zumindest erschwert aufgenommen.

2. Proteinmangel: Ein fürchterliches Aminogramm. Das eigentliche Geheimnis.

Aber hören wir der Patientin doch einmal selbst zu:

? SCHON GEWUSST?

Was heißt »verträglich«?

Bei Menschen mit Zöliakie löst Gluten schwere Krankheitssymptome aus. Echte Zöliakie ist sehr selten; trotzdem haben viele Menschen den Eindruck, Weizen schlecht zu vertragen. Es wird diskutiert, ob diese Unverträglichkeit statt von Gluten von anderen Weizenbestandteilen ausgelöst wird. Das würde auch erklären, warum Betroffene Dinkel gut vertragen, obwohl diese Getreideart ebenfalls Gluten enthält.

54. Permanente Müdigkeit weg

»Mir geht es seit Einnahme von den Präparaten – vor allem
Eiweiß – viel besser, meine Beschwerden sind weg, und meine
Vitalität kommt langsam wieder.
Absolut begeistert bin ich davon, dass Sie der erste Arzt sind, der
bei mir eine Glutenunverträglichkeit festgestellt hat.
Ich habe sofort meine Ernährung umgestellt und stelle fest, dass
meine permanente Müdigkeit fast weg ist.«

Das war vier Wochen später. Also noch einmal: Vier Jahre Ärzte-Odyssee, gelitten, jetzt in vier Wochen fast geheilt. Oh, Wunder? Sagen Sie lieber: Aha, Molekularmedizin.

Glutenunverträglichkeit finde ich übrigens selten bei Ihnen. Obwohl die Gluten-frei-Regale in den Supermärkten immer größer und immer teurer werden. Übeltäter Weizen – das ist heute im Fokus.

Leider noch immer nicht: Eisenmangel. Macht Sie oft noch sehr viel kränker als Gluten. Zieht Ihnen praktisch den Stecker. Lässt Sie aber genauso auch wieder losrennen, sobald Sie den Mangel beseitigt haben. Sogar nach Krebs:

55. Erst Eisen, dann Spaß

»Ich war vor Monaten bei Ihnen wegen: Immunsystem nach Krebs
wieder aufpäppeln, Heuschnupfen, Schilddrüsenunterfunktion,
Haarausfall.
Erfreulich, dass ich den Heuschnupfen dieses Jahr kaum bemerkt
habe. Was mir das Laufen in der Natur diesen Sommer ermöglichte!
Sonst fast sechs Monate Beschwerden mit Augenjucken, Nase zu usw.
Ich fing dieses Jahr zum ersten Mal mit Laufen und Sport an, und es
macht Spaß! Warum mir der Sport jetzt Spaß macht? Mein Ferritin-
spiegel ist von 21 auf 82 angestiegen.

Diesen Wert habe ich mir mit Eisentabletten angegessen, da mir kein Arzt aufgrund meiner Krebsvorerkrankung Eisen spritzen wollte …

Im Übrigen Eiweiß von 6,9 auf 7,3, Hämoglobin von 11,8 auf 13,3, Vitamin D von 17 auf 60 angestiegen.

Seit dem Eisenanstieg fühle ich mich deutlich fitter, bin abends nicht mehr müde, habe einfach eine bessere Lebensqualität.

Alles in allem geht es mir deutlich besser, jetzt fast ein halbes Jahr später. Mein Mann profitiert natürlich auch von der Low-Carb-Ernährung und hat bereits 10 kg abgenommen.«

Sehen Sie, das ist Alltag im Leben eines Frohmediziners. Da fängt jemand einfach irgendwo an – und hinterher profitiert die ganze Familie. Oft ist dieser »jemand« aber übel gegen die Wand gefahren, bevor er sich ernsthaft gekümmert hat.

Da werde ich immer ganz nachdenklich: Jedes Auto hegen und pflegen Sie, geben Sie in die Werkstatt, zum TÜV. Und füllen regelmäßig das richtige Benzin und Öl nach. Und bei sich? Falsches Benzin, falsches Öl, keine regelmäßige Durchsicht, keine regelmäßige Wartung. Und erwarten doch allen Ernstes, dass »Ihre Maschine« Ihr Lebtag zufrieden vor sich hin schnurrt. Ohne Wartung, ohne Fürsorge. Pustekuchen. Positiv gedacht: Ihre Riesenchance. Lesen Sie einfach oben noch einmal nach:

Heilung ist möglich.

»Ich fliege!«, schreibt mir eine junge Dame. Wenn man kurz nachdenkt, unerhörte Worte. Ein bisschen gekifft? Nun, allen Leserinnen und Lesern meiner Bücher und meiner News auf www.strunz.com ist dieser Begriff wohlvertraut.

Dieses wunderherrliche Gefühl des Fliegens können Sie ja tatsächlich selbst erzeugen. Indem Sie etwas *tun*. Sie haben genau zwei Möglichkeiten:

179

- **Molekularmedizin**: Das Gefühl des Fliegens kann man biologisch erreichen. Mit Molekülen.
- **Meditation**: Oder mental über die Kunst der geistigen Übung. Durch Atmen

Persönlich habe ich mir das Gefühl einmal für ein paar Sekunden an einem Brückengeländer verschafft. Das ich mit dem eher untauglichen Fluggerät »Fahrrad« überflogen habe und daraufhin immerhin acht Meter Freiflug genoss. Methode nicht empfehlenswert. Glauben Sie mir.

Die junge Dame teilt uns das Rezept sehr präzise mit. Auch die mühsame Vorarbeit.

56. *Erst Eisen, dann fliegen*

»Ich habe endlich eine Eiseninfusion vom Hausarzt verordnet gekriegt, nachdem der Ferritinspiegel bei 57 lag. Die Tabletten nicht angeschlagen haben … Ich habe dem Hausarzt gesagt, dass ich keinen Ferritinspiegel unter 100 akzeptiere … Nach langem Hin und Her ließ er sich überzeugen, echt mühsam!!!
Siehe da, Sie haben das selber so schön beschrieben; ich krieche nicht mehr, ich fliege, und die Lebensfreude kehrt endlich zurück …!!! Ich könnte weinen vor Glück.«

Noch bin ich nicht so abgestumpft, als dass mich Worte wie »weinen vor Glück« nicht berührten. Aber zurück zum Ferritin. Für Sie eine nackte Zahl. Für mich gelebtes Leben. Mehr als zehn Jahre habe ich mir das Thema Ferritin erarbeitet. In Testläufen. Persönlich dreimal die Woche 10 Kilometer (wichtig wegen der Regeneration) bei verschiedenen Ferritinspiegeln. Ich habe die Unterschiede gemessen. Meine Triathleten an den Kanal geschickt: 5 oder 10 Kilometer Laufstrecke bei verschiedenen Ferritinspiegeln.

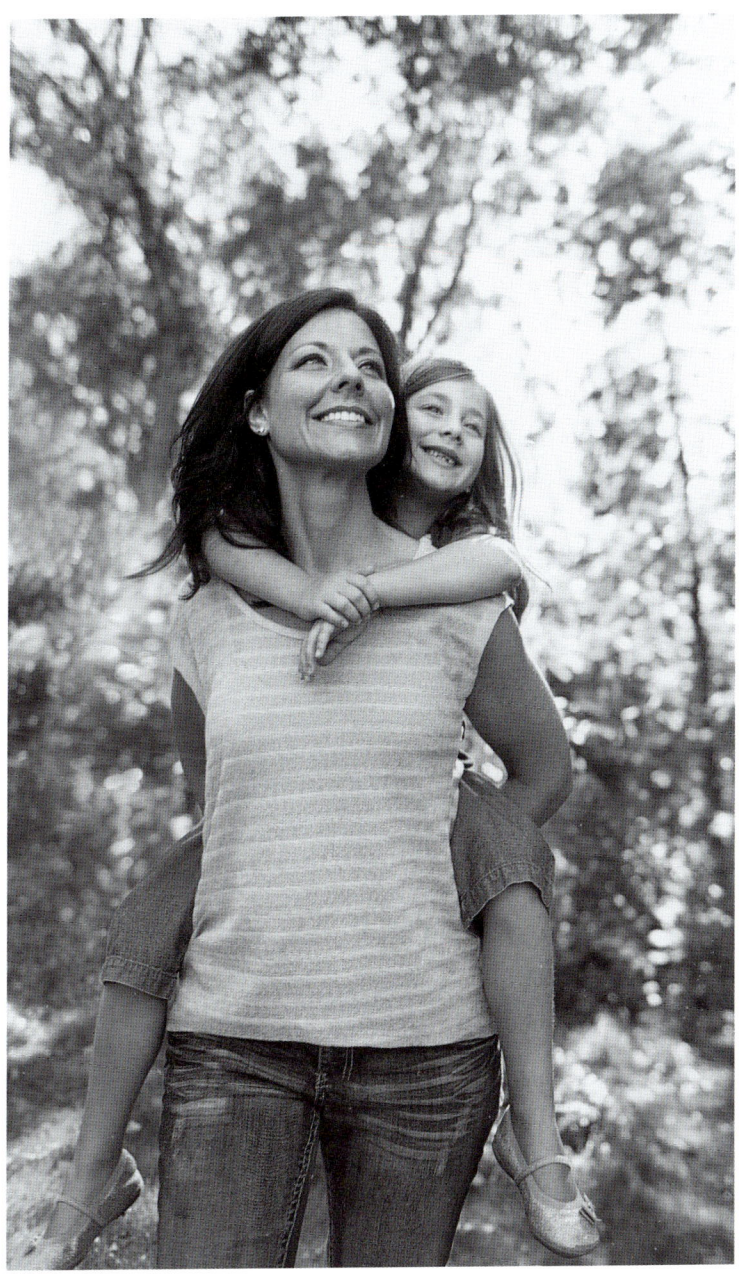

Und habe gelernt, dass der bei jedem Hausarzt erlaubte Ferritinwert von 25 oder 30 für den Körper eine Katastrophe ist. Weiß der Hausarzt nicht. Der ist halt kein Läufer. Der macht auch solche Experimente nicht. Der glaubt einfach.

Ich bin Physiker. Ich habe nie geglaubt. Ich habe gemessen.

Und weiß heute durch solche peniblen Messungen, dass Sie mit Ferritin 87 sehr wohl persönliche Bestzeit auf 10 Kilometer laufen können. Dass ein Ferritin 95 sehr wohl genügt, um im Marathon eine Bestzeit zu laufen.

Vorsichtshalber schlage ich immer etwa 50 drauf. Was weiß man? Ich verlange heute von Ihnen als Mann 130 als Untergrenze. Bei einer Frau – haben Sie je über diesen Unfug nachgedacht? – sollen 60 genügen. Wie kann das sein?

Eine Frau, so lerne ich in den Lehrbüchern, habe nun mal einen tieferen Eisenspeicher. Das läge an der monatlichen Periode. Stimmt. Ja und? Weiß das Ihre Wade? Weiß die Wade, die soeben Marathon läuft, dass sie einem Mann oder einer Frau gehört? Nein, weiß sie nicht. Hat sie Eisen, kann sie leisten. Sonst halt nicht.

Leistungssport ist die eine Sache. Die andere ist der Schlenker zum Glück. Unsere Fähigkeit zum »Übermut«. So gelebt von der fliegenden Autorin oben, die weiter schreibt:

»Ich habe meinem Mann wohl spontan das verrückteste Geburtstagsgeschenk des Lebens gemacht ... Ich habe ihm eine Teilnahme am Grand-Prix von Bern, Kategorie Sie&Er geschenkt ... Ich packe die 16 Kilometer, mit gefülltem Eisenspeicher, an der Seite meines Mannes ...«

16 Kilometer? Das ist kein Pappenstiel. Ich wünsche ihr viel, viel Glück und vielleicht sogar Freude. Dazu passt ein Bild in der Post soeben: ein Adler. Präzise das gleiche Bild wie auf dem Logo »forever young«. Diesmal aber in Natur fotografiert. Wunderschön. Mit dem Text:

»Diese Radtour in Frankreich in 1600 Höhenmetern können wir, 67 und 62 Jahre, dank Ihrer unermüdlichen News, die uns immer wieder motivieren, wieder machen.
Dieser Vogel ist uns heute begegnet, und spontan dachte ich: ein Gruß von Dr. Strunz. Sie schenken uns jeden Tag Energie und gute Laune.«

Wenn Sie das so sehen wollen … gerne. Mindestens so wichtig ist Ihr Gruß, den ich gerne und umgehend weiterleite an Sie, liebe Leserin und lieber Leser. Ich bewundere Ihre tägliche Motivation, immer und immer mehr zu lernen, Ihren eigenen Weg zu Ihrem persönlichen Wunder der Heilung zu gehen und solche Briefe zu schreiben. Jeden Tag.

Einen Nobelpreis bekommen Sie dafür zwar nicht. Was kümmert's uns. Sie helfen anderen Leserinnen und Lesern wesentlich auf ihrem Weg zur Gesundheit. Und Sie schreiben mit an einer der erstaunlichsten Erfolgsgeschichten zeitgenössischer Medizin.

Diesen Erfolg können Sie nicht hoch genug einschätzen.

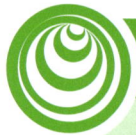

AUF EINEN BLICK

- **Anti-Müdigkeits-Strategie:** Dauerstress frisst Nährstoffe. Deshalb ist es in anhaltend herausfordernden Lebensabschnitten so wichtig, dass Sie sich mit der kompletten Palette von Aminosäuren, Fettsäuren, Vitaminen und Mineralstoffen versorgen. Empfehlenswert sind reichlich dosierte Vitamine aus dem B-Komplex, Vitamin C und Zink, Magnesium, Coenzym Q_{10} und L-Ornithin. Langfristig helfen freilich nur Stressreduktion auf ein verkraftbares Maß und der Mut, auch im größten Trubel gelassen zu bleiben.

- **Vitalität:** Nachlassende Vitalität ist nur bedingt eine Frage des Alters. Vor allem ist es eine Frage des Lebensstils. Am besten und längsten vital bleiben Sie mit einer möglichst großen Mannschaft antioxidativer Abwehrspieler. Diese halten Sie fit mit Antioxidantien (Vitamine A und E plus C, außerdem K), mit sekundären Pflanzenstoffen und Aminosäuren zur Bildung von Glutathion. Über komplexe Mechanismen helfen außerdem Zink, Selen, Mangan, B-Vitamine, Arginin und Taurin. Nicht vergessen: Ein gesunder Darm, der umso gesünder ist, je abwechslungsreicher Sie essen. Gemüse macht den Unterschied! Für Ihre Vitalität entscheidend sind nicht zuletzt Ihre allgemeine Fitness und Ihre Muskelmasse. Ich sage: Muskeln sind die beste Sparkasse.

- **Eisen muss sein:** Eisen ist für den Transport von Sauerstoff absolut lebensnotwendig und hat einen direkten Einfluss auf die Leistungsfähigkeit, insbesondere von Sportlern. Eisenmangel wirkt sich so gravierend auf Lebenslust und Vitalität aus, dass manche Mangelerscheinung schon mit Leistungsschwäche oder sogar mit einer Depression verwechselt wurde. Für den Transport von Eisen ist Transferrin zuständig. Die Transportproteine funktionieren allerdings nur, wenn sie nicht mit falscher Ware blockiert sind – insbesondere toxisches Blei oder Aluminium. Eisen kommt auch dann nicht an den richtigen Stellen im Körper an, wenn es in allzu vielen Fettzellen blockiert wird. Vor allem Vegetarier sollten ihre Versorgung mit Eisen regelmäßig prüfen lassen. Versorgungslücken treten bei ausschließlich pflanzlicher Ernährung regelmäßig auf, neben Eisen betrifft dies die Versorgung mit Kalzium, Zink, Vitamin B_{12}, mit Omega-3-Fettsäuren und Proteinen.

- **Erschöpfung ade:** Erschöpfung bei Schilddrüsenunterfunktion ist ein wichtiges, oft unterschätztes Thema. In diesem Fall bildet die Schilddrüse nicht genügend Hormone – entweder weil ihr Jod fehlt, oder weil der Zusammenbau der Hormone nicht richtig funktioniert. Oft wird eine Schilddrüsenunterfunktion nicht oder nicht rechtzeitig bemerkt, dabei führen bereits geringe Mängel oft zu einem Gefühl der ständigen Müdigkeit, zu Problemen mit Haut sowie Nägeln und zu Verstopfung, außerdem zu unerklärlicher Gewichtszunahme, zu Schmerzen in den Muskeln und Gelenken. Bei Verdacht auf Schilddrüsenunterfunktion ist unbedingt ein Labortest angesagt.
Ursachen für Probleme mit der Schilddrüse kann Selenmangel sein: Ohne Selen funktioniert die Umwandlung von Thyroxin in das für den Stoffwechsel wichtige Trijodthyronin nicht. Es kann aber auch Eisen sein. Es wird diskutiert, ob L-Carnitin bei Betroffenen gegen Müdigkeit wirksam ist.

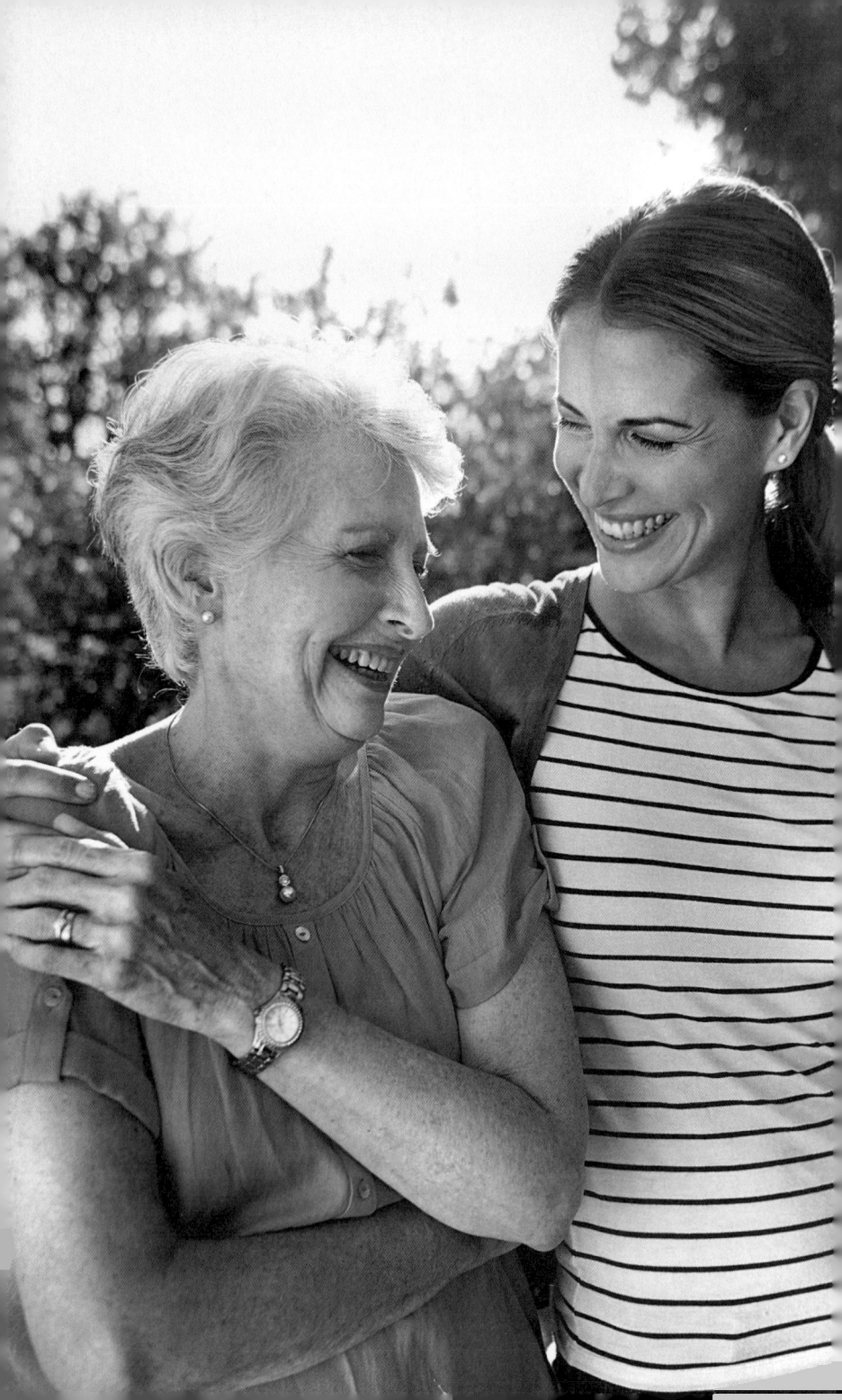

Und sie bewegt sich doch

Medizin war lange festgefahren im Schema Diagnose, Pille, fertig. Dass Heilung so oft nicht funktioniert hat? Kein Wunder. Doch endlich haben sich die Erkenntnisse der Molekularmedizin in den Facharztpraxen und Krankenhäusern herumgesprochen. Auch hier setzt man nun auf die große Wirkung der kleinsten Stoffe – Spurenelemente, Vitamine, Aminos und Co. Das große Umdenken hat begonnen, und damit ist die Bahn frei für noch mehr neue Wunder der Heilung. Für eine neue Perspektive auf Gesundheit. Und für noch mehr Lebensfreude.

Gesundheit für alle

Tagtäglich erreichen mich Berichte über das, was Sie »Wunderheilungen« nennen und ich »Molekularmedizin«. Diese Briefe könnte ich ganz grob in zwei Stapel sortieren. Auf die eine Seite würde ich dann alle Briefe legen, die gespickt sind mit Werten: Lebendgewicht, BMI, Eisenwert, Blutdruck. Und die Verwandlungen beschreiben: Myome weg, Depressionen weg, Haare wieder da. Und dann gibt es die Briefe, die aus der Vogelperspektive auf Heilung schauen. Die das Leben in den Fokus rücken, das Glück. Dann darf ich Wesentliches lesen:

»Jetzt freue ich mich einfach über das aktuelle neue Wohlgefühl, die neue Lebenskraft.«

In einem Satz das wahre, das wirkliche Ziel der Medizin. Die übergeordnete Haltung. Haben Sie dem Sinne nach vielleicht auch schon woanders gehört: »Damit sie das Leben haben und es in Fülle haben« (Johannes 10,10).

Eine Haltung, die Schulmedizin immer wieder völlig aus den Augen verliert, weil sich Bürokratie, weil sich Technokratie, weil sich Kostenstellen, weil sich Pharma zwischen den Arzt und den Patienten schieben. Und so »behandelt« Schulmedizin schließlich den Gallenstein, die Pankreatitis, den Herzinfarkt, den Bluthochdruck, den Krebs ... nach Leitlinien. Blind für den Menschen, blind für neue Erkenntnisse aus den Forschungslaboren der Welt, verschanzt im gestärkten Weißkittel und hinter den Scheuklappen der missverstandenen Professionsethik. Worte wie »neues Wohlgefühl« oder »Lebenskraft« kommen in den Lehrbüchern nicht vor.

Aber in Ihren Briefen. Weil Ihnen die Weißkittel, die Scheuklappen und die Leitlinien völlig wurscht sind. Und weil Sie mittlerweile Ihre eigene Vorstellung von Gesundheit haben. Auf Basis der Molekularmedizin.

(habe ich hinter mir) lernen, dasses optimale Bereiche für diese essenziellen Substanzen gibt. Die liegen meist etwas höher als in den Lehrbüchern beschrieben.

Ernährung: 47 essenzielle Substanzen

Woher diese essenziellen Substanzen kommen? Aus der Ernährung. Bloß nicht aus der Fertigpizza. Ihr Körper ist auf Werte aus der Natur abgestimmt seit 1,8 Millionen Jahren. Aber eben nicht auf Fertigpizza. Auch nicht auf Kulturgemüse. Was Sie kaufen und essen, ist praktisch leer. Drum sind Sie entscheidend auf Nahrungsergänzungsmittel angewiesen. Vielen gefällt diese Vorstellung nicht, das ist bekannt, es ändert nur nichts an den Tatsachen.

Dass die ergänzte, optimierte Zelle dann vor Gesundheit sprüht, extrem leistungsfähig ist, ist eine wundervolle Entdeckung. Die jeder von Ihnen miterleben kann. Lesen Sie doch einfach im Forum oder die vielen Briefe unter www.strunz.com. Dass diese persönlichen Erfahrungen die Pharmaindustrie weitgehend überflüssig machen … freut diese nun gar nicht. Deswegen dürfen Sie sich über kritische Artikel u. a. im *SPIEGEL* (Thema Vitamine, Thema Nahrungsergänzung etc.) und über lancierte »Schrottstudien« nicht wundern. Notwehr der Pharmafirmen.

189

Krankheit also ist folgerichtig das Fehlen von essenziellen Stoffen. Gesundheit das ausreichende Vorhandensein. So einfach ist das. Zunächst.

Bewegung: Sauerstoff ist Leben

Dann muss die Zelle auch funktionieren. Und das tut sie nur mit Sauerstoff. Mit mehr, als wir Sitzweltmeister gewöhnlich in uns hineinpumpen. Der Körper wird 10- bis 20-mal mehr mit Sauerstoff versorgt, wenn er bewegt wird. Genau darauf ist unser Körper evolutionär eingerichtet: auf täglich 30 Kilometer oder mehr. Bringt Sauerstoff in die Zellen. Gesteigerte Durchblutung. Was die Körperzelle auf einem sehr viel höheren Niveau arbeiten ließ. Und Basis der immensen Fitness war, mit der unsere Vorfahren überhaupt überlebt haben: Gazellen jagen, Wurzeln ausgraben, Eiszeiten durchhalten, Dürren überdauern, Sie wissen schon.

Gebadet in Sauerstoff freut sich jede Zelle noch heute, wird putzmunter und lässt Ihre Äuglein blitzen. Weiß jeder, wenn er vom 20-Kilometer-Lauf aus dem Walde nach Hause kommt.

Denken: und immer wieder runterkommen

Entscheidend in diesem Bild aber ist der dritte, meist vernachlässigte Punkt. Nicht umsonst spricht die Nobelpreisträgerin Elizabeth Blackburn vom gefährlichsten Feind eines langen, glücklichen, erfüllten Lebens: dem chronischen Stress. Die kann das beweisen an der Länge der Telomere, der Schutzkappen Ihrer Chromosomen. Die werden durch chronischen Stress ganz schnell abgebaut, und die Zelle stirbt. Und damit Sie. Verfrüht. Deshalb liegen meine Rehe stundenlang in meinem Garten, fast unbeweglich, und käuen wieder. Die sind im Alphazustand. Drum sind spielende Kinder immer wieder mal für Sekunden, auf dem Rücken liegend, »weg«. Im Alphazustand. Maximaler Stressabbau. Absenken des Cortisols. Ihr Rezept: entweder Meditation oder lange Läufe. Ein Drittes kenne ich nicht. Bitte nachlesen in *Laufend gesund.*

Epigenetik:
Der entscheidende Schritt nach vorn

Die Schulmedizin weiß von dieser Gesundheit praktisch nichts. Das ist auch nicht ihr Thema. Für sie ist Gesundheit: wenn mal keine Chemie gegeben wird. Also die Abwesenheit von Aspirin. Die Abwesenheit von Betablockern. Die Abwesenheit von Metformin. Die Abwesenheit von Chemotherapie. Heilung heißt für die Schulmedizin: Man fügt diese chemischen Stoffe dem Körper zu, und dann soll er gesund werden. Man kann sich durchaus wundern über dieses Denken. Und Wunder der Heilung erlebt man mit diesem Ansatz denkbar selten.

Deswegen begrüße ich solche von meinem eigenen Physikprofessor Nikolaus Fiebiger gegründete Häuser wie das *Institut für Molekulare Medizin* in Erlangen, deswegen begrüße ich das nagelneue Wissen der Epigenetik. Die sich nämlich genau mit diesen essenziellen Stoffen, mit dem Laufen, mit dem Lebensstil als Geheimnis der Gesundheit beschäftigen.

Das große Umdenken

Steter Tropfen höhlt den Stein. Heute sprechen Sie alle über Eiweiß ganz anders als vor 30 Jahren, als ich mit meiner Arbeit anfing. Heute sprechen Sie über Vitamine ganz anders, insbesondere forschende Institute wie das *Helmholtz-Zentrum* in München. Heute spricht man über Vorfußlaufen. *Natural running*. Wie gesagt: Steter Tropfen höhlt den Stein.

Und heute können wir auch ganz entspannt über »Wunder der Heilung« sprechen. Weil klar ist: Zufällige, vielleicht sogar mysteriöse Wunder sind das nicht. Die hier beschriebenen Heilungen sind die völlig normale, logische und gesunde Reaktion eines Körpers, der die Chance auf Selbstheilung bekommt. Weil 47 Vitalstoffe gegessen werden, weil sich der Körper bewegen darf, weil sich der Körper entspannen darf – und sich dann selbst aufräumt. Zu nichts anderem ist sein Immunsystem ja angetreten.

Wir können heute auch deshalb ganz entspannt über »Wunder der Heilung« reden, weil wir die Sache mit der Stufe verstanden haben. Selbstverständlich verwandelt sich nicht jeder von uns in einen praktisch unverwundbaren, megagesunden Superheldentypus, wenn er nur einige Tage lang Proteine schluckt, ein wenig im Englischen Garten umherschlurft und sich am Abend auf dem Sofa entspannt. Das ist die Welt der Comics, das hat mit Molekularmedizin nichts zu tun.

Ein Wunder der Heilung ist und bleibt eine sehr persönliche Erfahrung. Die von Mensch zu Mensch vollkommen unterschiedlich ist und ganz unterschiedliche Überraschungen bereithält. So schließt sich bei einem nach Jahren die extrem schmerzhafte Nagelspalte, und gleichzeitig – Überraschung! – werden noch ganz andere, größere Heilungsprozesse angestoßen. Oder: Da wird einer seine Fettleber los, und gleichzeitig – Überraschung! – fühlt er, wie sein »Gehirn aufwacht«.

Molekularmedizin ist keine Zauberei. Wer mit schweren Einschränkungen lebt – einem Gendefekt, schwerstem Krebs, Blindheit –, der wird sich mit etlichen Einschränkungen eben arrangieren müssen. Trotzdem hilft Molekularmedizin auch hier: mit erheblichen Erleichterungen bei Nebenwirkungen von Pharma, mit dem Wegwischen von Schmerzen, Schlaflosigkeit und Angst. Kurz: mit einer ganz neuen Lebensqualität. Mit Lebensfreude.

Mich erstaunen vor allem diejenigen unter Ihnen, die immer schon mit Lähmung, mit Blindheit, mit chronischer Krankheit leben mussten. Sie jammern nicht. Sie fragen nicht: »Warum gerade ich?« Sie verzweifeln nicht, Sie versinken nicht in Selbstmitleid. Sondern akzeptieren Ihre Situation als Normalität und fangen an zu arbeiten. Zu kämpfen. Zu tun.

Weil Sie sich entschieden haben: Ein Leben in Resignation, Rückzug, Passivität? Wollen Sie nicht. Ein Leben im TUN, im Optimismus, in der Aktivität? Wollen Sie. Weil Sie wissen, dass diese Haltung den Unterschied macht zwischen Krankheit und Gesundheit. Lesen Sie zum Abschluss die Geschichte einer jungen fröhlichen Frau. Freudestrahlend. Begeistert. Stolz. Sie ist blind. Na und? Sie steigt auf Berge und strahlt:

57. **Glück geht immer**

»Danke für die wunderschöne News heute! Ich habe mich darin wiedergefunden und ein bisschen geweint, weil ich ein ganz ähnliches Erlebnis hatte.

2015 war ich bei Ihnen in der Praxis, wegen meiner beidseitigen Sehnerventzündung. Blind bin ich zwar noch immer, aber meine Hartnäckigkeit und Ausdauer zahlen sich langsam aus. Meine Sehnerven kämpfen und ich auch. Das habe ich Ihnen zu verdanken! Letztes Jahr bin ich blind auf den höchsten Berg Skandinaviens gestiegen und hatte Ihnen mein Siegerfoto geschickt. Für dieses Jahr habe ich mir meinen ersten Halbmarathon auf Achill Island (Irland) vorgenommen. Hand in Hand möchte ich ihn mit meinem Mann laufen. Das O. K. des Veranstalters haben wir schon.«

Soweit der Text. Die Message steckt in dem Foto.

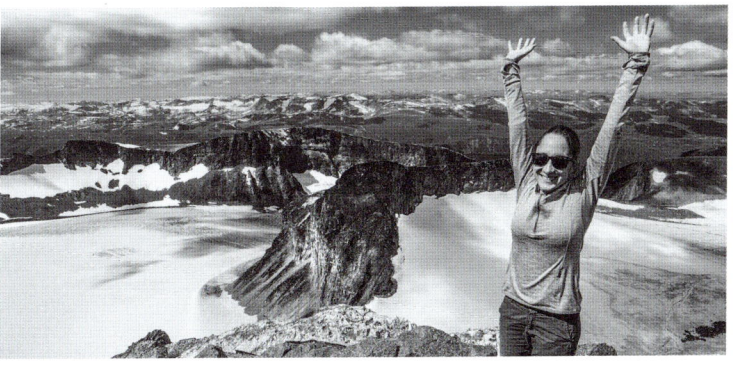

Glück, sehe ich da, liegt im TUN.
Und: Gesundheit ist eine Haltung.

Anhang

Heilungsgeschichten von A bis Z

Krankheit	Heilungsgeschichte
Akne	9. Akne und Vitamin A 10. Akne und Vitamin D
Allergie	38. Alles weg: Phänomenal! 55. Erst Eisen, dann Spaß
Arthrose	21. Keine Klötze mehr an den Beinen
Augenflimmern	5. Wunder in wenigen Tagen
Autoimmunerkrankung	20. Rollstuhl
Bluthochdruck	33. Medikation: Nix!
Bronchitis	40. Pillen für den Postboten
Brustkrebs	12. Wir haben nichts mehr zum Bestrahlen! 13. Wie Frau den Brustkrebs besiegt
Chorea Huntington	30. Müde, aggressiv, panisch
Depression	3. Depression ist heilbar
Diabetes	46. Nicht spritzen
Ehlers-Danlos-Syndrom	11. Gummihaut
Eisenmangel	55. Erst Eisen, dann Spaß 56. Erst Eisen, dann fliegen
Erhöhte Cholesterinwerte	35. Cholesterin runter ohne Statine
Erhöhte Lipoproteinwerte	37. Lipoprotein: Runtergelaufen
Erhöhte Triglyceridwerte	36. Triglyceride: Angesoffen
Ermüdungsbruch	25. Heil in einer Woche
Erschöpfung	41. Schlappes Kind 54. Permanente Müdigkeit weg
Fettleber	50. Und das Gehirn wacht auf
Haarausfall	5. Wunder in wenigen Tagen 7. Warnlampe Haarschopf 55. Erst Eisen, dann Spaß

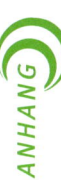

Krankheit	Heilungsgeschichte
Hashimoto	47. Wette gewonnen
Herzinfarkt	1. Alpenüberquerung mit Stent
Herzklappen, künstliche	53. So fit wie nie. Mit 90.
Herzrhythmusstörungen	34. Von »zippelig« bis glücklich
Inkontinenz	18. Endlich wieder dicht
Krebs	2. Ausgeschmuggelt 14. Ketose gegen Krebsschmerz 55. Erst Eisen, dann Spaß!
Leukämie	15. Sie haben ja immer noch Haare!
Magenschmerzen	5. Wunder in wenigen Tagen
Makuladegeneration	51. Schippern auf der Ostsee
Migräne	5. Wunder in wenigen Tagen 26. Migräne völlig entgleist 27. Migräne und Curcuma
Morbus Bechterew	22. Hundert Prozent schmerzfrei 23. Hilft immer!
Myome	49. Myome und Zysten weg
Osteomyelitis	24. Sie übt Spagat!
Präeklampsie	6. Weichen stellen – je früher, desto besser
Prostata, vergrößert	43. Pipi: Absolute Katastrophe
Prostatakrebs	16. PSA gibt Antwort
Schlafstörung	4. Schlafstörung 31. Endlich ruhig durchschlafen
Schlaganfall	28. Absolut souverän 29. Vom Schlaganfall zum Ironman
Schmerzen	17. Gut gelaunt und kraftvoll
Sehnerventzündung	57. Glück geht immer
Tinnitus	5. Wunder in wenigen Tagen
Thrombose	32. Unterschenkelthrombose? Weg damit!
Übergewicht	44. Heißhunger weg 45. Keine Nudeln, keine Pickel 50. Und das Gehirn wacht auf

Krankheit	Heilungsgeschichte
Vasculitis	42. Unwahrscheinlich glücklich
Verfall	52. Zurück im Leben 53. So fit wie nie. Mit 90.
Wassereinlagerung	48. Keine Dellen mehr in der Wade
Weichteilrheuma	19. Wieder schmerzfrei
Weinen	5. Wunder in wenigen Tagen
Zahnwurzelprobleme	39. Zahn gerettet
Zehennagel, gespalten	8. Spalte im Zehennagel
Zysten	49. Myome und Zysten weg

Vitalstoffe von A bis Z

Vitalstoff	Heilungsgeschichte Nr.
Arginin	27, 33
Betacarotin	51
B-Vitamine	1, 5, 44, 52, 53
Eisen	41, 55, 56
Folsäure	1
Gelatine	21
Glutamin	31
Glutathion	16
Jod	43, 44
K_2	5, 25, 52
Kalium	6, 12, 48, 51
Kalzium	6, 25
Magnesium	1, 5, 6, 17, 20, 25, 26, 31, 34, 35, 52, 53
Nicotinamid	40
Omega 3	1, 5, 16, 20, 22, 35, 52, 53
Proteine gesamt	5, 6, 8, 19, 20, 31, 33, 41, 50, 53, 55

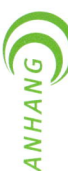

Vitalstoff	Heilungsgeschichte Nr.
Selen	5, 16, 44
Thyroxin/Thyrosin	44, 47
Tryptophan	4, 26, 30
Vitamin A (+C)	9
Vitamin C	9, 14, 15, 38, 40, 51
Vitamin D	10, 12, 17, 20, 25, 40, 47, 52, 53, 55
Vitamin E (+C)	9, 21, 51, 52
Zink	1, 5, 6, 16, 39, 51, 52

Bewegung von A bis Z

Bewegung	Heilungsgeschichte Nr.
Alpenüberquerung	1
Fußball	2
Gymnastik	24
Krafttraining	2, 11, 17, 18, 24, 31
Laufen/Marathon	5, 11, 20, 21, 26, 31, 32, 37, 39, 42, 45, 50, 55
Radfahren	32, 56
Skifahren	24
Spazieren/Walking/Wandern	19, 34, 35, 57
Triathlon	3, 29
Zumba/Tanz	50

Glossar

Die Gesundheit des gesamten Wunderwesens Mensch ist direkt abhängig von nur 47 Vitalstoffen. Sie brauchen diese Vitalstoffe in der jeweils richtigen Menge, wobei es Ihrem Körper gleichgültig ist, ob Sie dies mit der Ernährungsphilosophie X, Y oder Z erreichen. Fehlen Ihnen Vitalstoffe, werden Sie unweigerlich krank. Und das passiert heute sehr schnell: Weil wir heute ständig unter Stress stehen, brauchen wir beispielsweise mehr Magnesium. Wegen hoher Luftverschmutzung und Pestizidbelastungen braucht unser Körper mehr Vitamin C, um gesund zu bleiben. Außerdem leben wir in einem Selenmangelgebiet und auch viele weit weg von der See, sodass es mit der Jodversorgung ebenfalls oft hapert. Das sind nur einige Gründe, die für einen regelmäßigen Check der Blutwerte und, ja, bei manchen Vitalstoffen auch für Nahrungsergänzungsmittel sprechen. Sind Sie gut versorgt, bleiben Sie viel leichter gesund. Und Ihre Selbstheilungskräfte tun das, was sie tun sollen und können: Sie heilen.

Vom Wert der Werte

Anders als in früheren Büchern habe ich mich hier entschieden, Ihnen zu den einzelnen Stoffen keine konkreten Einnahmeempfehlungen aufzuschreiben. Nahrungsergänzungsmittel sind etwas ganz anderes als Zutaten zu einem Kochrezept. Es gibt keine »Gelinggarantie«, die sich allein aus Empfehlungswerten ableitet. Der Grund: Sie sind einzigartig. Ihr Stoffwechsel ist einzigartig. Ihre Lebensumstände sind einzigartig. Und deshalb ist auch ihr Bedarf einzigartig. Das gilt für die Menge an Nahrungsergänzungsmitteln, die Sie zur Prävention von Krankheiten einnehmen genauso wie für die Menge, die Sie bei gemessenen Mängeln zum »Auffüllen« brauchen. Warum der Bedarf so unterschiedlich ist? Weil auch Ihr Blutbild einzigartig ist: Ganz sicher gibt es zwar ein allen Menschen gemeinsames Kern-Blutbild, sprich Gesundheit. Doch das wird individuell von jedem Körper ein bisschen anders gestaltet. Der eine hat eben ein bisschen mehr Cholesterin, der andere ein

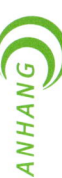

bisschen weniger Vitamin B_{12}, der dritte ein höheres Kalzium. Dann ist da noch Ihr Stoffwechsel. Wiederum sehr komplex, sehr individuell und abhängig von vielen Faktoren:

- **Sind Sie ein Mann oder eine Frau?** Weil die meisten medizinischen Studien mit Männern durchgeführt werden, wissen wir zu den geschlechtsspezifischen Unterschieden im Stoffwechsel zwar, dass es sie gibt. Doch wir wissen noch längst nicht genug.
- **Sind Sie sehr jung oder schon in den besten Jahren?** Je älter Sie werden, desto weniger gut können Sie z. B. Vitamin B_{12} aufnehmen – selbst bei guter Gesundheit.
- **Wie gut haben Sie Ihre Muskeln trainiert?** Muskeln sind die beste Sparkasse. Je mehr Muskeln Sie aufgebaut haben, desto stärker Ihr Herz. Und desto besser vertragen Sie auch Ketose.
- **Ist Ihre Schilddrüse überaktiv oder nicht aktiv genug?** Je aktiver die Schilddrüse, desto schneller läuft Ihr Stoffwechsel. Ja, das macht Sie schlank, aber auch unruhig und überempfindlich und führt zu Herzrasen. Schilddrüsenunterfunktion dagegen macht müde, man nimmt zu, ist niedergeschlagen und friert leicht. Beides lässt sich behandeln.
- **Wie geht es Ihrer Darmflora?** Einen erheblichen Einfluss auf Ihren Stoffwechsel haben Ihre Darmbakterien. Je vielfältiger und gesünder Ihre Darmflora, desto gesünder sind auch Sie. In den vergangenen zehn Jahren wurden immer mehr Zusammenhänge zwischen gestörter Darmflora und bestimmten Krankheiten gefunden, darunter z.B. Übergewicht, Nahrungsmittelunverträglichkeiten, Asthma und Depressionen.
- **Kommen Ihre Vorfahren aus Korea – oder aus Holland?** Wie Ihr Stoffwechsel ausgestattet ist, kann regional sehr unterschiedlich sein. Beispiel: Stammen Sie aus einer asiatischen Familie, vertragen Sie typischerweise keinen Alkohol und auch keine Kuhmilch. Vielen Asiaten fehlt oder mangelt es am Alkohol abbauenden Enzym Acetaldehyd-Dehydrogenase. Einem großen Teil der Erwachsenen aus Mittel- und Südasien fehlt auch das milchabbauende Enzym

Laktase, kurz: ALDH und Laktase. Anders in Holland und Skandinavien: Hier können fast alle Erwachsenen ihr ganzes Leben lang Laktose verdauen und (leider) auch Alkohol. Der Grund: Tausende Jahre Anpassung an unterschiedliche Lebensbedingungen. Evolution.

Kurz: Es gibt eben so viele Gesundheiten wie es Menschen gibt. Über einen Kamm scheren lässt sich das alles nicht. Je nach Stoffwechsel kommen eingenommen Nahrungsergänzungsmittel im Blut an – oder auch nicht. Und das ist der Grund dafür, dass wir abhängig von der Konstitution des Einzelnen sehr individuell dosieren und über Kapsel oder Injektion entscheiden. Genau das tun wir hier in Roth. Wir richten uns nicht nach Rezeptbüchern, sondern nach Ihrem individuellen Bedarf. Basierend auf einer exakten Messung in Ihrem Blut. So kommt es, dass wir dem einen täglich ein Gramm einer bestimmten Aminosäure empfehlen, einem anderen aber drei oder sechs Gramm und einem dritten wiederum zehn Gramm. Die Dosis ist immer abhängig vom jeweiligen Mangel. Und wie der genau aussieht – leicht, mäßig oder gravierend, – weiß man ohne Messung eben nicht.

Substituieren? Ja bitte. Aber richtig.

Es gibt wohl einige, wenige Substanzen, bei denen man praktisch kaum etwas falsch machen kann. Das ist zum einen Vitamin C: Bei akuten Infektionen können Sie durchaus stündlich ein Gramm einnehmen. Dies bis zu ca. zehn Gramm täglich oder bis Sie Durchfall bekommen. Als sinnvoll hat sich die gleichzeitige Einnahme von Zink in handelsüblicher Dosis erwiesen.

Ähnlich Magnesium: Leiden Sie unter Kopfschmerzen, Unruhe, Muskelkrämpfen oder Verstopfung, testen Sie 300 bis 500 Milligramm Tagesdosis. Wird die Dosis zu hoch, reagiert Ihr Körper auch hier mit Durchfall. Dann wissen Sie Bescheid. Wichtig zu wissen: Magnesium sollte immer gemeinsam mit Kalzium eingenommen werden. Und Magnesium*citrat* nimmt der Körper besonders gut auf.

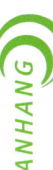

Messen macht den Unterschied

Wie viel Selen, wie viel Eisen, wie viele Hormone oder Aminosäuren Ihnen nun konkret fehlen, können Sie nur mit einer Messung ermitteln. Blutmessungen führen wir in meiner Praxis in Kooperation mit einem spezialisierten Labor durch. Sie können sich aber auch an andere Labors in Deutschland wenden. Einen ersten Überblick darüber, welche Werte was bedeuten können, finden Sie in diesem Glossar. Weil sich konkrete Empfehlungen kaum geben lassen und in der Literatur auch ständig angepasst werden, sprechen Sie darüber bitte mit Ihrem Arzt, oder schauen Sie in aktuelle Fachbücher zu den Themen »Mikronährstoffmedizin« oder »Orthomolekulare Medizin«.

Zeigt die Messung in Ihrem Blutbild Mängel, sollten Sie die fehlenden Stoffe selbstverständlich substituieren. Dies allerdings nur, bis eine Kontrollmessung – zum Beispiel nach sechs Monaten – Normalwerte im oberen Bereich anzeigt. Haben Sie nach einem halben Jahr noch keine überzeugenden Werte erreicht, substituieren Sie über eine längere Zeitspanne. Bei gravierenden, über viele Jahre entstandenen Mängeln kann es durchaus sein, dass die Blutwerte auch erst nach Jahren wieder in Ordnung sind.

Was genau bei Ihnen »in Ordnung« heißt, ergibt sich aus Ihrem Wohlbefinden. Aus Ihrem Lebensglück. Und wie sich das anfühlt, das weiß kein Laborbogen. Das wissen nur Sie.

Arginin

Die semiessenzielle Aminosäure Arginin ist an zahlreichen Heilungsprozessen beteiligt. Sie spielt eine Rolle bei der Freisetzung von Wachstumshormon, beim Zusammenbau von Kreatin und beim Aufbau von körpereigenem Eiweiß. Außerdem hilft sie beim Aufbau von Kollagen – wichtig bei der Heilung von Wunden und Knochen. Im Stoffwechsel entsteht aus Arginin Stickstoffmonoxid (NO), das die Blutgefäße weit stellt. Außerdem aktiviert NO die Immunabwehr. Insbesondere bei Verbrennungen wird mit sehr hohen Arginindosen gearbeitet.

Betacarotin und Vitamin A

Betacarotin wandelt der Körper bei Bedarf in Vitamin A um. Wie das? Ein Molekül Betacarotin besteht aus zwei Molekülen Vitamin A – spezielle Enzyme sind in der Lage, das Doppelmolekül zu zerlegen. Bei Stress, Krankheit oder Knochenbrüchen steigt der Vitamin-A-Bedarf signifikant an. Wir brauchen Vitamin A außerdem, um unsere Haut und Schleimhaut gesund zu erhalten – beide garantieren eine intakte Immunabwehr. Betacarotin und Vitamin A beeinflussen die Produktion von Antikörpern wesentlich positiv. Ohne Vitamin A können Zellen und Gewebestrukturen nicht heilen oder gesund wachsen. Deshalb können mangelversorgte Kinder sich nicht gesund entwickeln; bei mangelversorgten Frauen kommt es zu Fehlgeburten und bei Männern zu Störungen im Testosteronhaushalt und zu Problemen mit der Spermienbildung.

Vitamin A kann bei Überdosierung oder bei Einnahme ohne zusätzliches Vitamin C allerdings gefährlich werden. In der Schwangerschaft sind Missbildungen des Fötus möglich, ansonsten Schmerzen, Müdigkeit und Muskelsteifheit. Also: Aufpassen. Besser noch: Messen.

B-Vitamine

Die B-Vitamine sind eine große Familie. Vier Mitglieder werden meistens beim Kürzel genannt: Thiamin finden Sie auf der Liste Ihres Nahrungsergänzungsmittels als B_1, Riboflavin als B_2, Pyridoxin als B_6 und Cobalamin als B_{12}. Die anderen vier Familienmitglieder hören wir häufiger bei ihrem vollen Namen – was dazu führt, dass viele Verbraucher von ihrer Zugehörigkeit zur B-Familie gar nichts wissen. Es geht um Niacin, kurz B_3, Pantothensäure, kurz B_5, Biotin als Nummer B_7 und Folsäure als B_9.

Alle B-Vitamine arbeiten extrem eng zusammen. Und Ihre Energie ist nur dann auf einem Toplevel, Ihre Nervenstränge sind nur dann stabil und Ihre Zellen nur dann fit, wenn alle B-Vitamine im Team sind. Das gilt vor allem, wenn Sie stark unter Stress stehen oder sehr viel Sport treiben. Je aktiver Sie sind, desto mehr Vitamine aus dem B-Komplex brauchen Sie. Unterversorgung mit B-Vitaminen (typisch

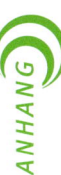

bei rein gemüsebasierter Ernährung) führt zu Erschöpfung bis hin zur Depression.

B_1: Thiamin

Das Vitamin Thiamin hat viele Funktionen im Körper und ist am Stoffwechsel der meisten Organe beteiligt. Es ist zuständig für die Energiegewinnung aus Kohlenhydraten und Proteinen, für Nervenübertragung und den Aufbau von Neurotransmittern. Es kann heilend wirken bei Nervenentzündungen und chronischen Schmerzen, bei alkoholbedingten Mangelerscheinungen, bei Alzheimer, Epilepsie und multipler Sklerose.

B_2: Riboflavin

Riboflavin ist beteiligt an der Energiegewinnung aus Kohlenhydraten, aus Fetten und spielt auch eine Rolle im Proteinstoffwechsel. Es erhält die Schutzschicht der Nerven. Heilend wirkt das Vitamin bei Problemen mit Haut und Schleimhäuten, bei Migräne, Depression und Parkinson. Zusammen mit den Vitaminen B_6, B_9 und B_{12} wirkt es präventiv gegen Herz-Kreislauf-Erkrankungen.

B_3: Niacin

Auch Niacin spielt eine Rolle bei der Energiegewinnung. Es ist zuständig für den Aufbau von Proteinen und Fetten bei der Zellteilung, außerdem für die Reparatur der Erbmasse. Als hilfreich hat sich Niacinamid in der Behandlung von Arthrose und Arteriosklerose erwiesen. Es wirkt positiv auf die Stimmung, weil es für die Synthese des Glückshormons Serotonin Vitamin B_3 (Niacin) notwendig ist, außerdem Vitamin B_6, Folsäure, Magnesium und Omega 3. Die Blutwerte müssen jeweils im oberen Normbereich liegen.

B_6: Pyridoxin

Vitamin B_6 ist wesentlich beteiligt am Auf- und Abbau von Eiweiß-strukturen aller Körperzellen. Es wird bei Anämie eingesetzt und führt zur vermehrten Bildung neuer Blutzellen. Zusammen mit Folsäure und Vitamin B_{12} senkt es den Homocysteinspiegel im Blut – einen wichtigen Risikofaktor für Herz-Kreislauf-Erkrankungen, Parkinson und Demenz. Studien konnten außerdem einen Zusammenhang zwischen einem hohem Pyrodoxin-Spiegel im Blut und einer geringeren Neigung zu Lungenkrebs zeigen.

B_9: Folsäure

Folsäure ist existenziell wichtig für den Aufbau der Erbsubstanz, für Zellteilung und Wachstum, für Blutbildung und Schleimhauterneuerung. Ein Fötus kann sich nur bei ausreichender Versorgung mit Folsäure gesund entwickeln – Mangelversorgung in der Schwangerschaft kann gravierende Fehlbildungen auslösen (z. B. Neuralrohrdefekt). Folsäure ist außerdem beteiligt am Abbau von schädlichem Homocystein und an der Produktion von Neurotransmittern. Bei der Heilung von Depressionen sowie anderen psychischen Störungen kann Folsäure eine Rolle spielen. Präventiv kann es gegen Krebs wirken.

B_{12}: Cobalamin

Zu den Aufgaben der verschiedenen Moleküle der Vitamin-B_{12}-Gruppe gehören der Aufbau der Erbsubstanz, Zellteilung, Blutbildung und die Bildung der öligen Nervenschicht. Cobalamin aktiviert auch Folsäure und ist beteiligt am Mitochondrien-Stoffwechsel. Streng vegetarische oder vegane Ernährung führt bei nicht ausreichender Supplementierung praktisch immer zu Vitamin-B_{12}-Mangel. Folgen können sein: Störungen des Folsäurehaushalts und Anstieg der Homocystein-Werte, Störungen innerhalb des Blutbilds, Konzentrationsstörungen, Schwäche und Müdigkeit. Störungen des Nervensystems bis hin zu Empfindungsstörungen, Störungen der Sinnesorgane, Störung des gesamten

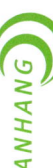

Verdauungstraktes. Störungen des Zentralnervensystems reichen von erhöhter Aggressivität über Depression bis hin zu Psychosen. Probleme bei der Entwicklung des Gehirns im Kindes- und Jugendalter. Herz-Kreislauf-Erkrankungen und Demenz. Die einfache Einnahme des Vitamins als Nahrungsergänzungsmittel zeigt in etlichen Fällen keine oder nur sehr geringe Erfolge, da die Aufnahme des Vitamins B_{12} über den Magen bei vielen Menschen nicht funktioniert. Dies trifft insbesondere auf Ältere zu.

Eisen

Eisen ist einer der wichtigsten Stoffe für die Energieversorgung. Mit genügend Eisen ist man tagsüber fit und nachts entspannt. Fehlt Eisen, verliert das Immunsystem an Schlagkraft, wir sind nicht mehr aufmerksam und auch nicht mehr leistungsfähig. Dazu kommen Kopfschmerzen und Nervosität bis hin zum Restless-Legs-Syndrom. Äußerliche Merkmale können eingerissene Mundwinkel und deformierte Fingernägel sein. Hoch dosiertes Eisen sollte nur jeden zweiten Tag eingenommen werden, weil dies die Aufnahme im Darm erleichtert.

Glutathion

Glutathion besteht aus den drei Aminosäuren Glutamin säure, Cystein und Glycin. Glutathion fängt freie Radikale ab und schützt so andere Körperzellen vor Angriffen. Da Glutathion mit einem Enzym zusammenarbeitet (Glutathionperoxidase), das auf Selen angewiesen ist, brauchen wir für also reichlich Aminosäuren und Selen, um Krankheiten von vornherein zu verhindern.

Jod

Jod ist ein essenzielles Spurenelement und wichtiger Baustein der Schilddrüsenhormone. Jodmangel herrscht überall in Mitteleuropa, deshalb kommt es auch heute noch zu einer Unterversorgung. Zu wenig Jod in der Schwangerschaft kann beim Baby zu geistiger Behinderung führen. Schulkinder leiden unter kognitiven und motorischen Einschränkungen. Bei Erwachsenen mit Jodmangel lässt sich mit der richtigen Zusatzdosis Jod die Schlagkraft bestimmter weißer Blutkörperchen erhöhen.

K-Vitamine

Die Gruppe der fettlöslichen K-Vitamine umfasst K_1 (Phyllochinon), K_2 (Menachinon) und K_3 (Menadion). Die Vitamine K_1 und K_2 aktivieren ein für die Knochenmineralisierung zuständiges Protein und sind deshalb wirksam in Heilungsprozessen bei Knochenbrüchen und Osteoporose. Fehlen K-Vitamine, sammelt sich Kalzium statt an den Knochen in den Arterien und führt zu Arterienverkalkung. K-Vitamine sind antioxidativ wirksam und können Vitamin E recyceln – was wiederum Heilungsprozesse unterstützt. Interessant: Vitamin K_2 ist ein Produkt unserer Mitbewohner, also Bakterien im Dickdarm. Das ist auch der Grund, warum Neugeborenen Vitamin K per Spritze verabreicht wird: Ihr Darm ist noch unbesiedelt und kann kein bakterielles Vitamin K hervorbringen, Muttermilch enthält Vitamin K in nicht ausreichender Menge. Weil Vitamin-K-Mangel Blutungen, Probleme mit dem Zuckerstoffwechsel und Knochenbrüche begünstigt, ist diese Schutzmaßnahme bei Babys sinnvoll. Genauso sollten Mängel auch bei Kindern und Erwachsenen behandelt werden.

Kalium

Zusammen mit seinem Gegenspieler Natrium reguliert Kalium den Wasserhaushalt – und hilft deshalb bei der Linderung von Ödemen. Beide Stoffe sind auch an den Prozessen der Nervenreizübertragung beteiligt. In Heilungsprozessen spielt Kalium eine wichtige Rolle, insbesondere bei der Regulation von Bluthochdruck und von Herzrhythmusstörungen. Wichtig bei Herzproblemen ist die gleichzeitige Einnahme von Magnesium, da das Herz nur dann Kalium verwerten kann. Brüchige

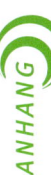

Knochen werden mit Kaliumcitrat oder Kaliumcarbonat dichter. Muskelschwäche und Muskelkrämpfe bei Sportlern lassen mit Kalium nach. Kalium hilft sogar gegen Erschöpfung, weil es in der Lage ist, Zuckervorräte im Körper dann zu mobilisieren, wenn sie gebraucht werden.

Kalzium

Kalzium befindet sich hauptsächlich in unseren Knochen und Zähnen – Mangelerscheinungen führen deshalb zu instabilen Knochen und anfälligen Zähnen. Hohe Kalziumwerte außerhalb der Knochen deuten auf Krankheiten wie zum Beispiel Parkinson hin. Kalzium lindert aber auch Bluthochdruck. Ähnlich wie Magnesium wirkt Kalzium auf Menschen mit hoher Nervosität oder Aufmerksamkeitsstörungen beruhigend. Frauen mit prämenstruellen Stimmungsschwankungen und Schmerzen sprechen häufig positiv auf eine Kombination von Kalzium, Magnesium, Vitamin D und B_6 an.

Magnesium

Ich nenne es das Salz der inneren Ruhe. Magnesium ist an unzähligen Stoffwechselabläufen beteiligt, bei vielen geht es um die Bereitstellung von Energie oder ums Schlafen. Auf die Nervenzellen wirkt Magnesium beruhigend, weil es erregte Nervenzellen wieder in den Ausgangszustand versetzen hilft. Magnesium unterstützt außerdem die Regulation von Entzündungsprozessen, das Herz-Kreislauf-System, den Zuckerstoffwechsel und Muskelbewegungen. In Heilungsprozessen kommt Magnesium ausgesprochen häufig zum Einsatz: bei Allergien und Lungenproblemen, bei Depressionen und Stress, bei Herz-Kreislauf-Störungen, bei Bluthochdruck und zur Prävention von Schlaganfällen, bei Diabetes, bei Schwangerschaftsproblemen, Osteoporose und, ganz wichtig, bei Migräne. Bei akuten Attacken haben sich Magnesiumsulfatinfusionen bewährt. Magnesium sollte immer gemeinsam mit Kalzium eingenommen werden. Magnesiumcitrat nimmt der Körper besonders gut auf.

Omega 3

Die Omega-3-Fettsäure EPA erhöht die Ausschüttung des Glückshormons Serotonin. Die andere wichtige Omega-3-Fettsäure DHA aktiviert die Aufnahme von Serotonin. Hier gilt der alte Spruch »Wer hat, dem wird gegeben": Je mehr Serotonin ankommt, desto mehr wird anschließend gebildet. EPA und DHA sind aber nicht nur natürliche Stimmungsaufheller, sondern auch wahre Wunderheilungsstoffe: Omega-3-Fettsäuren werden eingesetzt bei ADHS und Akne, bei Allergien und Asthma, bei Problemen mit dem Blutdruck, mit Blutfetten und Herz-Kreislauf-Erkrankungen, bei Depressionen, während Krebstherapien, bei Leberproblemen, bei unzureichender Spermienqualität und bei Schuppenflechte – um nur einige Beispiele zu nennen.

Proteine

Proteine sind aus Aminosäuren zusammengesetzte Makromoleküle. Sie sind wesentlich beim Aufbau von Muskulatur und Haut, Enzymen, Hormonen, DNA, bei Signalstoffen und, ganz wichtig, beim Aufbau des Immunsystems. Bewusst einseitige oder wenig durchdachte Ernährung führt fast immer zu signifikanten Mängeln im Aminogramm. Diese Mängel wiederum führen zwangsläufig zu Gesundheitsproblemen in der gesamten Bandbreite von kraftlosem Immunsystem, häufigen Infekten, Stoffwechselstörungen bis hin zu gravierender Erschöpfung. Besonders wichtig sind die 8 essenziellen Aminosäuren, die der Körper nicht selbst herstellen kann.

Leucin

Leucin gehört, zusammen mit Isoleucin und Valin, zur Gruppe der verzweigtkettigen Aminosäuren – auch bekannt unter der Abkürzung BCAA (Branched-Chain Amino Acids). Vor allem Leucin sorgt in den Muskelzellen für den Aufbau von Eiweiß und für die Produktion von Energie. Heißt umgekehrt: Verhindert Eiweißabbau (Katabolismus). Leucin ist wesentlich für muskuläre und körperliche Ausdauer.

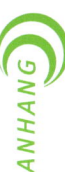

Isoleucin

Zusammen mit Valin und Leucin ist Isoleucin wichtig für den Aufbau und Erhalt von Muskelzellen.

Valin

Auch Valin gehört zu den essenziellen Aminosäuren, die wir unbedingt über die Nahrung aufnehmen müssen. Valin ist mit Leucin und Isoleucin beteiligt am Aufbau und Erhalt von Muskelzellen. Außerdem ist Valin wichtig für den Aufbau eines aktiven Immunsystems. Ohne Valin macht die Abwehr schlapp. Valin ist zudem Ausgangssubstanz für die Synthese von Pantothensäure, die für die Funktion von Nerven- und Muskelzellen von zentraler Bedeutung ist.

Methionin

Die Aminosäure Methionin ist ein wichtiger Baustein für Proteine. Sie steckt in jeder Körperzelle. Methylgruppen, die sich an die DNA anlagern und damit Gene ausschalten, stammen von Methionin. Die essenzielle Aminosäure ist Bestandteil des Carnitins, das Fett in die Zellen transportiert, wo es dann zu Energiemolekülen synthetisiert wird. Methionin ist wichtig für die Abwehrfunktion der Killerzellen im Blut. Ausschlaggebend dafür ist der im Methioninmolekül enthaltene Schwefel. Zusammen mit der nichtessenziellen Aminosäure Cystein ist Methionin ein wichtiger Baustein für gesunde Haare und Nägel (Keratin).

Lysin

Lysin stimuliert das Wachstumshormon, unseren physiologischen Jungbrunnen. Als Teil des Carnitins, des Stoffes, der Fett in die Mitochondrien einschleust, ermöglicht Lysin überhaupt erst die Fettverbrennung. Es stimuliert außerdem die Abwehr gegen Viren. Lysin, Glycin und Prolin sind wichtige Bestandteile unseres Bindegewebes (Kollagen).

Phenylalanin

Phenylalanin ist die Ausgangssubstanz für Noradrenalin, ACTH, Dopamin und Endorphine, die wesentlich sind für unsere Stimmung. Innerer Antrieb, der natürlicherweise ausgelöst wird durch Dopamin und Noradrenalin, lässt sich theoretisch auch durch gezielte Gabe von Phenylalanin anstoßen. In der Praxis gilt es allerdings einige Kontraindikationen zu beachten, wenn zusätzlich andere Aminosäuren supplementiert (Tyrosin) oder Medikamente (Antidepressiva) eingenommen werden.

Tryptophan

Tryptophan ist die Ausgangssubstanz für das »Glückshormon« Serotonin und das »Schlafhormon« Melatonin. Bei Mangel kann es zu Depressionen bis hin zu Psychosen kommen. Typischerweise ist es vermindert bei überforderter Abwehr des Körpers, weil Entzündungen den Abbau von Tryptophan fördern und den Aufbau von Serotonin stören. Tryptophan lässt den Menschen auf natürliche Weise besser schlafen, bringt innere Ruhe, reguliert Schmerzempfinden und Appetit.

Threonin

Threonin ist ein Fitmacher und Schlüsselsubstanz für die Herstellung des Endothel-Relaxing-Faktors, also wesentlich für die Weiterstellung der Blutgefäße und damit für die Durchblutung des Körpers, des Herzens, des Gehirns verantwortlich. Ein Mangel bedeutet fast immer eng gestellte Blutgefäße, Müdigkeit bis hin zu Herzbeschwerden. Threonin ist eine Vorstufe der Aminosäure Glycin, die unser Körper selbst herstellen kann, und die wichtig ist als Antioxidans und als Proteinbaustein.

Selen

Selen stimuliert die Produktion von Antikörpern. Seine antioxidative Wirkung ist so stark, dass es in der Krebsprävention eingesetzt wird. Selen hilft auch bei der Aktivierung von Schilddrüsenhormonen, beim

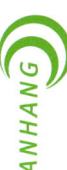

Aufbau gesunder Spermien und bei der Heilung von Neurodermitis. Typische Selenmangelkrankheiten sind z.B. Pankreatitis, Morbus Crohn und Colitis ulcerosa – diese Krankheiten werden mit labortechnisch ermittelten Selengaben behandelt.

Vitamin C

Irgendwann vor ungefähr 60 Millionen Jahren ist unseren frühen Vorfahren die Fähigkeit verloren gegangen, Vitamin C im eigenen Körper herzustellen. Seitdem müssen wir uns täglich die Mühe machen, genügend frisches Obst und Gemüse zu uns zu nehmen. Nur so lässt sich ein schwaches Immunsystem oder gar die Mangelkrankheit Skorbut vermeiden. Vitamin C wirkt gegen Entzündungen, hilft der Leber beim Entgiften, fördert die Aufnahme von Eisen und schützt vor DNA-Schäden. Im Immunsystem sorgt Vitamin C für zahlreiche und schlagkräftige Killerzellen und wirkt gegen Viren und Bakterien. Vitamin C steuert auch den Histaminspiegel mit – deshalb wirkt es so gut gegen allergische Symptome. Auch unser Nervensystem ist auf Vitamin C angewiesen: Adrenalin, Noradrenalin und das Glückshormon Serotonin entstehen nur bei ausreichender Vitamin-C-Versorgung.

Vitamin D

Ohne Vitamin D läuft im Körper gar nichts. Aktives Vitamin D_3 ist beteiligt am Aufbau von Proteinen, Enzymen, Botenstoffen und ganzen Zellen. Das Herz-Kreislauf-System wird von Vitamin D geschützt, weil es positiv auf die Gefäßinnenwände wirkt, Blutfette reguliert und insgesamt Entzündungen hemmt.

Über einen Umweg ist Vitamin D auch am Heilungsprozess beteiligt: Wichtige Heilungsschritte passieren in unserer Tiefschlafphase in der Nacht. Vitamin D_3 ist beteiligt an der Herstellung von Serotonin und Melatonin, es ist ein Cofaktor für den ersten Umbauschritt von Tryptophan in 5-Hydroxytryptophan. Außerdem besteht ein Zusammenhang zwischen der entzündungshemmenden Wirkung von Vitamin D_3 und besserem Schlaf – sprich: Heilung.

Vitamin E (+C)

Besonders wirksam sind die Vitamine E und C, wenn sie als Team arbeiten. Beide vermindern Entzündungsreaktionen und verbessern unseren Schlaf. Besonders wichtig ist die Anti-Stress-Wirkung der beiden Alleskönnervitamine. Wie das funktioniert? Das Stresshormon Cortisol drosselt die GABA Produktion. Vitamin C und E indes drücken den Cortisolspiegel nach unten und machen so die Herstellung GABA wieder möglich – das wiederum ermöglicht tiefen und gesunden Heilschlaf.

Wichtig zu wissen: Unter Vitamin E versteht man vier unterschiedliche Tocopherol-Molekülverbindungen und vier verschiedene Tocotrienole. Als besonders aktiv und gut verträglich gilt die natürliche Form; in der Ernährung und bei Nahrungsergänzungsmitteln sollten unterschiedliche Formen kombiniert werden.

Zink

Zinkmangel ist weitverbreitet, da unsere Supermarkt- und Kantinennahrung meistens nicht genügend Zink enthält. Besonders Vegetarier sind betroffen, weil Zink aus Pflanzen in unserem Stoffwechsel weniger gut aufgenommen werden kann. Zink ist an unzähligen Abläufen im Körper beteiligt, es ist ein Multitalent, es stärkt unter anderem das Immunsystem, unterdrückt Tumore und ist ein wichtiger Schwermetall-Gegenspieler. Zinkmangel zeigt sich häufig über Probleme mit der Haut, Haarausfall, Entzündungen, Infektanfälligkeit und Erkrankungen der Leber. Sogar psychische Störungen können die Folge von Zinkmangel sein. Weil Zink beteiligt ist am Aufbau von Testosteron, Schilddrüsenhormon, Wachstumshormon und Insulin, steuert es außerdem unsere Leistungsfähigkeit. Bei Verletzungen, Schnittwunden und Verbrennungen wird Zink sehr häufig im Heilungsprozess eingesetzt – Zinkverbände, Zinkpflaster oder Zinksalbe gelten heute geradezu als Hausmittel.

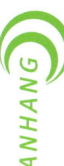

Literatur

Borck, Cornelius: Medizinphilosophie zur Einführung. Hamburg: Junius Verlag; 2016

Burgerstein, Uli P.: Handbuch Nährstoffe: Vorbeugen und heilen durch ausgewogene Ernährung: Alles über Vitamine, Mineralstoffe und Spurenelemente. Stuttgart: Trias; 2018

Kelly McGonigal: Glücksfaktor Stress: Warum Stress uns erfolgreich und gesund macht. Stuttgart: Trias; 2018

Klette, Kathrin: Hoffen. Eine Anleitung zur Zuversicht. Berlin: Christoph Links; 2016

Pschyrembel, Willibald; Pschyrembel-Redaktion (Hg.): Pschyrembel: Klinisches Wörterbuch. Berlin/Boston: Walter de Gruyter 2017

Schmiedel, Volker: Nährstofftherapie: Orthomolekulare Medizin in Prävention, Diagnostik und Therapie. Stuttgart/New York: Georg Thieme 2019

Sontag, Susan: Krankheit als Metapher. Frankfurt am Main: Fischer Taschenbuch 2003

Strunz, Ulrich G.: Arsch hoch beginnt im Kopf: Wie die Kraft des Denkens unser Leben verändert – Mit Mentalprogramm nach den neuesten Erkenntnissen der Neurobiologie. München: Ariston 2019

Strunz, Ulrich: 77 Tipps für ein gesundes Herz: Fit für ein langes Leben – So halten Sie Ihre Gefäße jung und senken das Herzinfarktrisiko 2019

Strunz, Ulrich: Das Schlaf-gut-Buch: Besser schlafen – optimal regenerieren – hellwach durch den Tag – Mit dem Strunz-Programm für gesunden Schlaf 2018

Strunz, Ulrich: Neue Wege der Heilung: Gesundheit geschieht von innen 2017

Strunz, Ulrich: Der kleine Laufcoach. Laufen wie im Flow. Heyne: München 2017

Strunz, Ulrich: Blut – Die Geheimnisse unseres »flüssigen Organs«: Schlüssel zur Heilung. 2016

Strunz, Ulrich: Strategien der Selbstheilung: Die sieben Schritte zur Gesundheit – Erkenntnisse aus der Praxis. 2016

Strunz, Ulrich: Forever schlank: No Carb: Der erfolgreichste Weg zu einem gesünderen, schlankeren und fitteren Körper – Keto + No Carb. 2016

Strunz, Ulrich: Warum macht die Nudel dumm? Leichter, klüger, besser drauf: No Carbs und das Geheimnis wacher Intelligenz. 2015

Strunz, Ulrich: Das Neue Forever Young: Das Erfolgsprogramm 2014

Strunz, Ulrich: Vitamine: Aus der Natur oder als Nahrungsergänzung – wie sie wirken, warum sie helfen Extra: Die fatalen Denkfehler der Vitamingegner 2013

Strunz, Ulrich: Das neue Anti-Krebs-Programm: Dem Krebs keine Chance geben: So schalten Sie die Tumor-Gene ab 2012

Strunz, Ulrich: Laufend gesund: So mobilisieren Sie die heilende Kraft des Körpers Wie Sie Erkrankungen weg-laufen … Erfolgsformel meditatives Laufen. München: Heyne 2012

Strunz, Ulrich: Wieso macht die Tomate dick? Schlank und fit für immer – Kohlenhydrate aufspüren und austricksen 2011

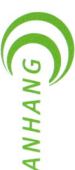

Quellen

1. Robson, David: Mindset Forschung: Die Kraft der Gedanken. In: Spektrum der Wissenschaft vom 02.01.2019. Online: https://www.spektrum.de/magazin/wie-die-persoenliche-einstellung-koerper-und-geist-beeinflusst/1612172

2. Mayo Clinic: Positive thinking: Stop negative self-talk to reduce stress. In: Mayoclinic.org vom 18.02.2017. Online: https://www.mayoclinic.org/healthy-lifestyle/stress-management/in-depth/positive-thinking/art-20043950

3. Ray O, How the mind hurts and heals the body. Am Psychol. 2004 Jan;59(1):29-40.

4. Klette, Kathrin: Hoffen. Eine Anleitung zur Zuversicht. Berlin: Christoph Links; 2016. S. 89

5. Kelly McGonigal: Glücksfaktor Stress: Warum Stress uns erfolgreich und gesund macht. Stuttgart: Trias; 2018

6. Vgl. Borck, Cornelius: Medizinphilosophie zur Einführung. Hamburg: Junius Verlag, 2016. S. 58

7. Vgl. Borck, Cornelius: Medizinphilosophie zur Einführung. Hamburg: Junius Verlag; 2016. S. 58

8. Haneke E, Baran R. Micronutrients for Hair and Nails. In: Krutmann J, Humbert P (Hsg.) Nutrition for Healthy Skin – Strategies for Clinical and Cosmetic Practice. Berlin: Springer-Verlag. 2011; 149–163.

9. Park SY, Na SY, Kim JH, Cho S, Lee JH. Iron plays a certain role in patterned hair loss. *J Korean Med Sci.* 2013;28(6):934–8.

10. Kil MS, Kim CW, Kim SS. Analysis of serum zinc and copper concentrations in hair loss. Ann Dermatol. 2013;25(4):405–9.

11. Goluch-Koniuszy ZS. Nutrition of women with hair loss problem during the period of menopause. *Prz Menopauzalny.* 2016; 15(1): 56–61.

12. Wickett RR, Kossmann E, Barel A, Demeester N, Clarys P, Vanden Berghe D, Calomme M. Effect of oral intake of choline-stabilized orthosilicic acid on hair tensile strength and morphology in women with fine hair. Arch Dermatol Res. 2007;299(10):499-505.

13. Vernon LF. William Bradley Coley, MD, and the phenomenon of spontaneous regression. Immunotargets Ther. 2018 Apr 23;7:29–34.

14. Jessy T. Immunity over inability: The spontaneous regression of cancer. J Nat Sci Biol Med. 2011 Jan;2(1):43–9.

15. Kalialis LV1, Drzewiecki KT, Mohammadi M, Mehlsen AB, Klyver H. Spon-

taneous regression of metastases from malignant melanoma: a case report. Melanoma Res. 2008 Aug;18(4):279–83.

16. Baker S G: Common susceptibility genes for cancer: search for the end of the rainbow. BMJ. 2006 May 13; 332(7550): 1150–1152.

17. Garcia H, Song M. Early-life obesity and adulthood colorectal cancer risk: a meta-analysis. Rev Panam Salud Publica. 2019 Jan 4;43:e3.

18. Wildermuth, Volkart: Weltweite Krebsdaten 2018: Zahl der Tumortoten steigt. Volkart Wildermuth im Gespräch mit Uli Blumenthal. In: Deutschlandfunk vom 13.09.2018. Online: https://www.deutschlandfunk.de/weltweite-krebsdaten-2018-zahl-der-tumortoten-steigt.676.de.html?dram:article_id=428024

19. Rios Garcia M, Steinbauer B, Srivastava K, Singhal M, Mattijssen F, Maida A, Christian S, Hess-Stumpp H, Augustin HG, Müller-Decker K, Nawroth PP, Herzig S, Berriel Diaz M. Acetyl-CoA Carboxylase 1-Dependent Protein Acetylation Controls Breast Cancer Metastasis and Recurrence. Cell Metab. 2017 Dec 5;26(6):842-855.e5.

20. Buyken AE, Goletzke J, Joslowski G, Felbick A, Cheng G, Herder C, Brand-Miller JC. Association between carbohydrate quality and inflammatory markers: systematic review of observational and interventional studies. Am J Clin Nutr. 2014 Apr;99(4):813–33.

21. Milner JJ, Beck MA. The impact of obesity on the immune response to infection. Proc Nutr Soc. 2012 May;71(2):298-306.

22. Kilkkinen Al, Rissanen H, Klaukka T, Pukkala E, Heliövaara M, Huovinen P, Männistö S, Aromaa A, Knekt P. Antibiotic use predicts an increased risk of cancer. Int J Cancer. 2008 Nov 1;123(9):2152–5.

23. Brücher BL, Jamall IS. Epistemology of the origin of cancer: a new paradigm. BMC Cancer. 2014 May 10;14:331.

24. Cohen CW, Fontaine KR, Arend RC, Alvarez RD, Leath CA III, Huh WK, Bevis KS, Kim KH, Straughn JM Jr, Gower BA. A Ketogenic Diet Reduces Central Obesity and Serum Insulin in Women with Ovarian or Endometrial Cancer. J Nutr. 2018 Aug 1;148(8):1253-1260.

25. O. A.: Krebs: Dicker Bauch schlimmer als Nikotin. In: Doccheck News vom 25.5.2018. Online: https://www.doccheck.com/de/detail/articles/219-krebs-dicker-bauch-schlimmer-als-nikotin

26. Foster MN, Carr AC, Antony A, Peng S, Fitzpatrick MG. Intravenous Vitamin C Administration Improved Blood Cell Counts and Health-Related Quality of Life of Patient with History of Relapsed Acute Myeloid Leukaemia. Antioxidants (Basel). 2018 Jul 16;7(7), 92.

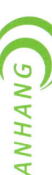

27. Clark LC, Dalkin B, Krongrad A, Combs GF Jr, Turnbull BW, Slate EH, Witherington R, Herlong JH, Janosko E, Carpenter D, Borosso C, Falk S, Rounder J. Decreased incidence of prostate cancer with selenium supplementation: results of a double-blind cancer prevention trial. Brit J Urol (1998), 81(5), 730-4.

28. Klement RJ: The emerging role of ketogenic diets in cancer treatment. Curr Opin Clin Nutr Metab Care 2019 Mar;22(2):129–134

29. Kiecolt-Glaser JK, Christian L, Preston H, Houts CR, Malarkey WB, Emery CF, Glaser R. Stress, inflammation, and yoga practice. Psychosom Med. 2010;72(2):113–21.

30. Bartens, Werner: Mit krummen Knochen aufs Siegertreppchen. In: Süddeutsche Zeitung vom 17.05.2019. Online: https://www.sueddeutsche.de/gesundheit/fussball-o-beine-knochen-knie-ruecken-1.4449408

31. Nelson D A, Marks E S, Deuster PA et al. Association of Nonsteroidal Anti-inflammatory Drug Prescriptions With Kidney Disease Among Active Young and Middle-aged Adults. JAMA Netw Open. 2019;2(2):e187896.

32. Simmank, Jakob: Haste mal 'ne Ibu. In: Die Zeit vom 14.01.2018. Online: https://www.zeit.de/wissen/gesundheit/2018-01/schmerzmittel-ibuprofen-aspirin-gesundheit;
Kristensen DM, Desdoits-Lethimonier C, Mackey AL, Dalgaard MD, De Masi F, Munkbøl CH, Styrishave B, Antignac JP, Le Bizec B, Platel C, Hay-Schmidt A, Jensen TK, Lesné L, Mazaud-Guittot S, Kristiansen K, Brunak S, Kjaer M, Juul A, Jégou B. Ibuprofen alters human testicular physiology to produce a state of compensated hypogonadism. PNAS January 23, 2018 115 (4) E715–E724;

33. Dpa: Klasnic vor Gericht. »Wie lange meine Niere hält, steht in den Sternen.« In: Welt vom 21.09.2018. Online: https://www.welt.de/sport/fussball/bundesliga/article181610136/Ivan-Klasnic-Wie-lange-meine-Niere-haelt-steht-in-den-Sternen.html

34. Calder PC. Omega-3 fatty acids and inflammatory processes: from molecules to man. Biochem Soc Trans. 2017;45(5):1105–1115.

35. h Hellner, Clara: Eine Badewanne Stoff pro Kopf. In: Süddeutsche Zeitung vom 17.04.2019. Online: https://www.sueddeutsche.de/gesundheit/alkohol-bier-wein-konsum-suchtbericht-dhs-jahrbuch-sucht-1.4413779
Deutsche Hauptstelle für Suchtfragen: Alkohol. Statistik online unter https://www.dhs.de/datenfakten/alkohol.html

36. Vgl. Sibylle Wehner-von Segesser: Sitzen gefährdet Ihre Gesundheit. In: NZZ vom 27.8.2015. Online: https://www.nzz.ch/wissenschaft/medizin/sitzen-gefaehrdet-ihre-gesundheit-1.18602977

37. Lee IM, Shiroma EJ, Lobelo F, Puska P, Blair SN, Katzmarzyk PT. Effect of physical inactivity on major non-communicable diseases worldwide: an analysis of burden of disease and life expectancy. Lancet. 2012 Jul 21;380(9838):219–29.

38. Wen CP1, Wai JP, Tsai MK, Yang YC, Cheng TY, Lee MC, Chan HT, Tsao CK, Tsai SP, Wu X. Minimum amount of physical activity for reduced mortality and extended life expectancy: a prospective cohort study. Lancet. 2011 Oct 1;378(9798):1244–53.

39. Arem H, Moore SC, Patel A, Hartge P, Berrington de Gonzalez A, Visvanathan K, Campbell PT, Freedman M, Weiderpass E, Adami HO, Linet MS, Lee IM, Matthews CE. Leisure time physical activity and mortality: a detailed pooled analysis of the dose-response relationship. JAMA Intern Med. 2015 Jun;175(6):959-67.

40. Vollbracht C, Raithel M, Krick B, Kraft K, Hagel AF. Intravenous vitamin C in the treatment of allergies: an interim subgroup analysis of a long-term observational study. J Int Med Res. 2018;46(9): 3640–3655.

41. Hollams EM, Hart PH, Holt BJ, Serralha M, Parsons F, de Klerk NH, Zhang G, Sly PD, Holt PG. Vitamin D and atopy and asthma phenotypes in children: a longitudinal cohort study. Eur Respir J. 2011;38(6):1320–7.

42. Kitz R, Rose MA, Schubert R, Beermann C, Kaufmann A, Böhles HJ, Schulze J, Zielen S. Omega-3 polyunsaturated fatty acids and bronchial inflammation in grass pollen allergy after allergen challenge. Respir Med. 2010;104(12):1793–8.

43. Brambilla A, Pizza C, Lasagni D, Lachina L, Resti M, Trapani S.Front Pediatr. Pediatric Scurvy: When Contemporary Eating Habits Bring Back the Past. Front Pediatr. 2018 May 1;6:126

44. Elmer, Christina; Grill, Markus; Wehrmeyer, Stefan: Vielen Dank für die Millionen! In: Spiegel Online vom 14.07.2016. Online: https://www.spiegel.de/gesundheit/diagnose/pharma-industrie-an-diese-aerzte-zahlten-pharmafirmen-geld-a-1102854.html

45. O.A.: Wo die Teller am vollsten sind. In: Süddeutsche Zeitung vom 21.01.2016. Online: https://www.sueddeutsche.de/gesundheit/die-zahl-92-1.2829724

46. Mazokopakis EE, Papadomanolaki MG, Tsekouras KC, Evangelopoulos AD, Kotsiris DA, Tzortzinis AA. Hell J. Is vitamin D related to pathogenesis and treatment of Hashimoto›s thyroiditis? Nucl Med. 2015 Sep-Dec;18(3):222–7.

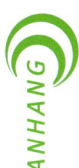

Sachregister

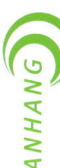

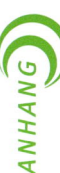

Lieferbare Titel von Dr. med. Ulrich Strunz im HEYNE Verlag

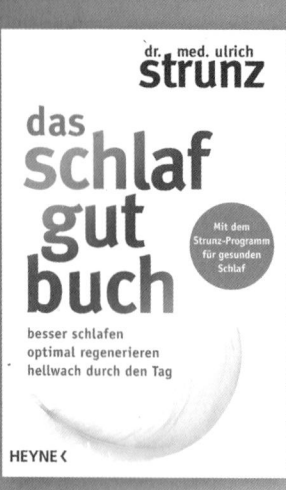
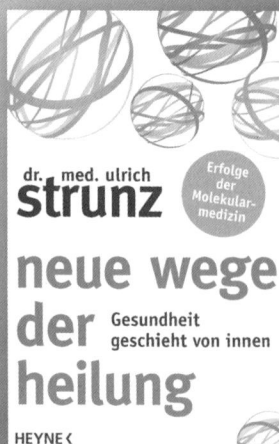